医疗机构公共卫生管理概论

马从根 著

YILIAO JIGOU
GONGGONG WEISHENG
GUANLI GAILUN

线装书局

图书在版编目（ＣＩＰ）数据

医疗机构公共卫生管理概论 / 马从根著. －－ 北京：
线装书局, 2023.9
    ISBN 978-7-5120-5712-8

    Ⅰ.①医… Ⅱ.①马… Ⅲ.①医疗卫生组织机构－卫
生管理－概论－中国 Ⅳ.①R199.2

中国国家版本馆CIP数据核字(2023)第174681号

医疗机构公共卫生管理概论
YILIAO JIGOU GONGGONG WEISHENG GUANLI GAILUN

作　　者：马从根
责任编辑：李春艳
出版发行：線裝書局
　　　　　地　　址：北京市丰台区方庄日月天地大厦Ｂ座17层（100078）
　　　　　电　　话：010-58077126（发行部）010-58076938（总编室）
　　　　　网　　址：www.zgxzsj.com
经　　销：新华书店
印　　制：河北赛文印刷有限公司
开　　本：710mm×1000mm　1/16
印　　张：15.25
字　　数：207千字
版　　次：2023年9月第1版第1次印刷

定　　价：76.00元

线装书局官方微信

中国在过去 70 多年里，在卫生健康事业方面取得了令人瞩目的巨大成就，这些成就在全球范围内引起了广泛的关注。中国人口从 1949 年的 5.4 亿增长到约 14 亿，这意味着中国成功应对了人口规模的挑战，并为其庞大的人口提供了基本的医疗卫生服务。人均预期寿命从 35 岁增长至 77 岁。这一巨大的提升反映了中国在改善卫生条件、提供高质量医疗服务以及推广疾病预防和控制方面所做的努力。孕产妇死亡率从每 10 万人中有 1500 人下降至 18.3 人，婴儿死亡率从每千名婴儿中有 200 名下降至 6.1 名。这些数据显示出中国在妇幼保健方面的显著进展。通过提供更好的孕产妇保健和婴幼儿医疗服务，中国成功地降低了孕产妇和婴儿的死亡率，确保了他们的健康和生存。

一、筑牢保障人民健康第一道防线，稳步提升公共卫生服务能力，努力让群众"不得病、少得病"。

中国在过去的 70 多年里，在卫生健康领域取得了重大的成就，成功控制或消除了许多对人民健康构成威胁的疾病。

消灭天花：1979 年，中国成功消灭了天花，成为第一个摆脱天花威胁的国家。这是中国卫生健康事业的重要里程碑，也对全球公共卫生事业做出了重要贡献。

消除脊髓灰质炎流行：2000 年，中国实现了无脊灰的目标，成功消除了脊髓灰质炎的流行。这是通过广泛的疫苗接种和强化免疫规划的实施取得的重要成果。

控制白喉疫情：自 2006 年起，中国连续 13 年实现了白喉无报告病例，有效控制了白喉疫情。这是通过强化预防接种和疾病监测等综合措施取得的重要进展。

降低其他传染病发病率：中国在麻疹、乙脑和流脑等疾病的防控方面取得了显著成果，这些疾病的发病率降幅达到了99%。此外，通过全面防控措施，乙肝疫情得到了有效控制。

扩大免疫规划范围：中国的免疫规划已从最初的7种扩大到现在的15种疫苗，通过普及疫苗接种，适龄儿童的接种率已超过90%。这对于预防和控制传染病的传播起到了重要作用。

建立疫情监测和应对系统：中国建立了全球最大的法定传染病疫情和突发公共卫生事件网络直报系统，提高了疫情监测和应对的能力。这为及时掌握疫情动态、采取有效措施提供了重要支持。

二、织起世界上最大的基本医疗保障网，不断增强保基本、防大病、兜底线能力，努力让群众"看得起病"。

在党的十八大以来，中国致力于构建覆盖全民的医疗保障体系，以实现人人享有基本医疗保障的目标。政府采取了一系列措施，包括扩大基本医保覆盖范围、提高医保待遇水平、加强医保支付方式改革等，以保障人民的医疗需求得到满足。具体表现如下：

普及全民基本医疗保险：城镇职工、城乡居民等基本医保的参保率稳定在95%以上，实现了全民基本医疗保险的普及。这意味着绝大多数人都能享受到医疗保险的保障和福利。

提高基本医保财政补助标准：城乡居民基本医保人均财政补助标准从2012年的240元增加到2019年的520元，为基本医保的可持续发展提供了有力支持。这有助于减轻个人医疗费用负担，提高医疗保障的可及性和可持续性。

扩大医保药品目录：医保药品目录新增了339个药品，为群众提供了更多的医保药品选择。这有助于降低患者购药费用，提高医疗保障的质量和效果。

纳入抗癌药物医保范围：17种临床必需的抗癌药物被纳入医保目录乙类范围，平均降价幅度达到56.7%。这使得抗癌药物更加可及和负担得起，为患者提供了更好的治疗选择和经济保障。

实现大病保险全覆盖：大病保险制度实现了全覆盖，为罹患重大疾病的人提供了重要的经济保障。这帮助患者减轻了治疗费用的负担，提供了更全面的医疗保障。

减轻个人医疗支出：个人卫生支出占卫生总费用的比重从最高的 60% 下降到 2018 年的 28.73%。这有效减轻了人民群众看病就医的费用负担和经济风险，提高了医疗保障的公平性和可及性。

三、健全医疗卫生服务体系，不断提高质量水平，努力让群众"看得上病、看得好病"。

过去 70 年来，我国医疗卫生事业取得了巨大进步。医疗卫生资源总量持续增长，基本医疗保障体系不断完善，群众的基本医疗需求得以满足。医疗机构网络日益密集，超过 90% 的人口能在 15 分钟内获得医疗服务，初步建立起覆盖城乡的医疗卫生服务体系。医疗服务质量显著提升，在国际医疗质量排名中进步幅度最大，体现了我国医疗水平的长足发展。医疗体制改革不断深化，优质高效的医疗服务体系建设取得进展。基层医疗健康体系加快建设，防治传染病和常见病的能力显著增强。人民健康水平和寿命不断提高，重特大疾病发病率和死亡率持续下降。

这些改革举措和成就使得中国人民在医疗保障方面得到了显著改善，大大降低了个人的医疗支出，为广大群众提供了可靠的医疗保障，确保了人民的健康权益。通过 70 多年的努力，中国不仅显著提高了人民的健康水平，还在卫生健康改革发展道路上探索出适合自身国情的模式，为全球卫生健康治理贡献了中国智慧。

CONTENT 目录

第一章

公共卫生管理概述

公共卫生管理是指通过制定政策、实施措施和监督管理等手段，维护和提升整个社会群体的健康水平的一项综合性管理活动。其目标是预防疾病、保护健康、促进健康，以及应对公共卫生事件和突发疫情。公共卫生管理涉及多个层面和领域，包括国家、地方政府、卫生部门、医疗机构、社区组织和公众等。公共卫生管理机构通过综合性的管理手段，旨在保障人民的健康权益，促进社会全面发展和繁荣。

第一节　公共卫生管理概述

公共卫生管理机构负责应对突发公共卫生事件，如自然灾害、传染病暴发等。它们组织应急响应、疫情调查、疫苗供应、医疗资源调配等，以最大限度地减少疾病传播和对公众健康的影响。制定和执行卫生政策和法规，为公众提供医疗服务、药品监管、环境卫生、食品安全等方面的规范和指导。通过宣传教育、健康活动和社区参与等方式，提高公众对健康问题的认知和健康行为的改变，促进健康生活方式的养成。管理卫生资源，包括卫生设施、医疗人员、药品和医疗器械等，以确保公众能够获得适当的医疗保健服务。

一、公共卫生管理的基本概念

（一）公共卫生的概念

公共卫生是一门科学和艺术，旨在预防疾病、延长寿命和促进身心健康。它是在大卫生观的指导下，以政府领导、部门协同、社会动员和人人参与的原则下展开的。公共卫生利用预防医学、健康促进、环境卫生、社会科学等技术和手段，通过社会的共同努力来改善环境卫生条件，预防和控制传染病和其他疾病的流行，培养良好的卫生习惯和文明的生活方式，促进公众健康。

公共卫生体系由国际公共卫生组织、地方公共卫生组织和社区公共卫生组织等各个层级组成。与传统的医疗服务相比，公共卫生注重的是整个社区或人群的健康，强调疾病的预防和促进健康，而不仅仅是治疗疾病。公共卫生着眼于全面提升人民的健康水平，关注社会健康问题的根源，注重干预措施的科学性和可行性。

为了合理、公平、高效地配置公共卫生资源，明确公共卫生的定义至关重要。公共卫生的核心是通过科学的方法，预防疾病、延长寿命和促进健康，以保障人民的身体和心理健康。这需要政府、社会各界和个人共同努力，建立健全公共卫生体系，推动整个社会的健康发展。

公共卫生服务是一种成本低、效果好的服务，但其社会效益回报周期相对较长。在国外，各国政府在公共卫生服务中扮演着重要角色，政府的干预作用在公共卫生工作中是不可替代的。许多国家对各级政府在公共卫生中的责任都有明确的规定和限制，以促进各级政府更好地发挥作用，并实施监督和评估机制。

然而，在我国，部分行政决策者受到经济利益驱动，更加重视能够带来短期收益的项目，削弱了政府对公共卫生的重视和行政干预力度。政府在公共卫生领域缺乏明确的分工和职责范围，特别是在农村公共卫生方面更加模糊。因此，迫切需要明确各级政府的职责和任务，以便更好地履行其职责。

尽管中央文件多次提及"公共卫生"，但对其内涵的理解可能存在差异。因此，建议我国设立相应的权威机构或授权研究机构，来明确定义公共卫生的内涵和范围。各级政府应在公共卫生工作中发挥指导作用，并进行分级管理。中央政府在公共卫生方面的职责主要包括制定公共卫生任务和健康目标，为全国范围内的公共卫生工作提供整体指导和政策制定。省级政府则负责协调中央政府与地方政府的关系，发现本省的主要卫生问题，为中央政府制定政策提供依据，并指导地方政府的具体工作。地方政府承担具体实施公共卫生任务的责任，提供卫生保健服务，满足本地区居民的卫生保健需求。这样的分工和职责明确有助于确保公共卫生工作的有序进行，提高政府在卫生领域的效能，更好地满足人民的健康需求。通过明确各级政府的职责，协调合作和分工合理，我们可以建立起一个高效的公共卫生体系，为全国人民的健康提供可靠的保障。

（二）公共卫生的范畴

对于医学领域的分类，"公共卫生"一词的内涵确实比较清晰。它指的是针对社区或整个社会的医疗措施，与个人医疗措施在医院中的个体治疗不同。公共卫生的范畴包括但不限于疫苗接种、健康宣教、卫生监督、疾病预防和控制以及各种流行病学手段等。它不仅仅针对传染病，也包括其他疾病和健康问题。

然而，当经济学家（包括卫生经济学家）提到"公共卫生"一词时，他们并不完全指的是医学内涵下的"公共卫生"，而是从经济学的角度出发，讨论由政府应承担的健康服务或手段。这种经济学的观点认为，由于公共卫生的特殊性和社会效益，政府应该在这方面进行投资和提供支出。这包括了为社会提供公共卫生设施、资金和资源，并制定政策和规范以提高公众的健康水平。

尽管"公共卫生"一词在医学领域有明确的定义，但在经济学领域中，它更强调政府应承担的健康服务和支出。这种经济学观点强调公共卫生的社会效益和经济合理性，以及政府在公共卫生领域的重要作用。

（三）公共卫生管理的概念与界定

公共卫生管理是指根据国家法律法规、相关政策以及人民群众对公共卫生服务的需求，运用管理科学的理论、知识和方法，研究公共卫生活动的组织结构、服务体系、运作特点、机制和发展规律的一种管理实践。其目标是合理配置公共卫生服务资源，提升人民群众的健康水平和生活质量。

公共卫生管理是指在社会层面上，为了保障公众的健康和预防疾病的发生，对公共卫生事务进行组织、协调和监督的过程。它涉及政府、卫生部门、专业机构以及利益相关者的合作与协调。公共卫生管理的主要目标是保障社会的整体健康水平，预防疾病的传播和控制疫情的发生，提高公众的健康意识和健康行为。它包括以下方面的内容：

1. 疾病监测与流行病学调查：通过对疾病的监测和流行病学调查，及时获取疾病的发生态势和传播情况，为制定有效的预防和控制策略提供科学依据。

2. 健康促进和宣教：通过开展健康教育、宣传活动，提高公众对健康问题的认识和意识，引导人们养成健康的生活方式和行为习惯。

3. 疾病预防和控制：制定和实施疫苗接种计划、传染病防控策略等，通过预防措施减少疾病的发生和传播。

4. 卫生监督和法规管理：加强对卫生设施、食品安全、环境卫生等方面的监督和管理，确保公众生活环境的卫生安全。

5. 突发公共卫生事件应对：在突发公共卫生事件（如疫情、自然灾害等）发生时，组织和协调相关机构和资源，采取紧急措施进行调配和救援。

公共卫生管理中，政府及卫生行政管理部门扮演着重要角色，负责制定相关政策、规划和指导，协调各方资源，监督和评估公共卫生工作的执行情况。公共卫生管理的目标是保障公众的健康和福祉，预防和控制疾病的传播，提高整个社会的健康水平。

为了实现有效的公共卫生管理，需要更新和确立新的管理理念，适应社会变化和卫生挑战的发展。这包括加强卫生行政管理部门的能力建设，推动信息技术的应用，加强卫生数据的收集和分析，提升卫生监督和监测能力，加强对公共卫生资源的合理配置和利用，促进卫生服务的公平性和可及性。

公共卫生管理还需要与其他部门和利益相关者进行密切合作，形成多部门协同的工作机制，共同应对公共卫生挑战。同时，公众参与也是公共卫生管理的重要方面，通过加强公众的健康教育和宣传，提高公众的健康意识和参与度，促进公众自我管理和健康行为的形成。

公共卫生管理是一个综合性的系统工程，需要政府和卫生行政管理部门采取有效的行政监督和管理措施，与其他相关部门和公众紧密合作，共同推动公共卫生的发展和健康水平的提升。

（四）公共卫生管理的影响因素

宏观政策。宏观经济政策对公共卫生的影响是显著的。经济政策可以通过影响家庭和个人收入、收入分配以及卫生保健和其他部门的资源投入来影响公众健康。其他政策领域，如农业、工业、环境保护等，也会对公共卫生管理产生重要影响。

市场经济体制。市场经济体制下，社会保障体系的不健全可能影响公共卫生福利的公正性。不正当的产品竞争可能导致忽视产品质量，同时也可能对政府和相关部门的公共卫生投入产生影响。市场经济的全面开放和文化交融也可能对公共卫生管理构成挑战，例如艾滋病和性病的流行以及吸毒人群的增加等。

人口和生活方式的变化。人口结构的变化，如老龄化人口的增加，可能导致慢性病的增加。预期寿命的增长放缓可能意味着没有及时采取有效的环境和生活方式干预措施，以及公共卫生政策的滞后。经济发展的不平衡也决定了不同地区和人群的疾病类型、主要健康问题和危险因素的多样性，因此需要采取针对性的公共卫生策略。

社会文化因素。社会文化因素对公共卫生管理具有重要影响。社会价值观念、信仰体系、生活习惯和行为方式等会影响公众对健康问题的认知和行为选择。文化差异和社会不平等也可能导致不同群体之间的卫生差距。

科技因素。科技进步对公共卫生管理产生深远影响。新的医疗技术、药物和诊断工具的发展可以改善疾病预防、治疗和监测的能力。信息技术的应用也可以提升公共卫生数据的收集、分析和共享能力，支持决策和干预措施的制定。

公共卫生管理受到宏观政策、市场经济体制、人口和生活方式的变化、社会文化因素以及科技进步等多个因素的影响。理解和应对这些影响因素，制定相应的公共卫生策略和管理措施，是确保公众健康和社会福祉的重要任务。

（五）公共卫生管理的特点

公共性。公共卫生管理的目标是保障整个社会群体的健康，而不仅仅是个体的健康。公共卫生服务是一种公共产品，其提供和管理需要政府的介入和协调，以确保公众的健康和福祉。

预防导向。公共卫生管理注重预防疾病和促进健康，而不仅仅是治疗疾病。通过采取各种措施，如健康教育、疫苗接种、疾病监测和控制等，预防疾病的发生和传播，提高公众的整体健康水平。

综合性。公共卫生管理涉及多个领域和部门的合作与协调，包括卫生部门、教育部门、环境保护部门、社会福利部门等。通过整合各种资源和专业知识，实施综合的公共卫生策略和干预措施，以应对复杂的健康问题。

社会参与。公共卫生管理强调社会参与的重要性。公众、社区组织、非政府组织等应参与卫生政策制定、项目实施和评估过程，以确保公共卫生服务的针对性和可持续性。公众的意识和行为对于公共卫生的成功至关重要。

数据驱动。公共卫生管理依赖于科学的数据和证据。通过收集、分析和利用卫生数据，可以了解疾病的流行情况、危险因素的存在以及干预措施的效果。数据驱动的决策和行动可以提高公共卫生管理的效率和效果。

紧急响应能力。公共卫生管理需要具备紧急响应和灾难管理的能力。在突发公共卫生事件或疫情暴发时，需要快速采取措施进行监测、控制和救治，以最大限度地减少疾病的传播和影响。

第二节　公共卫生管理的主要内容

公共卫生管理涉及基础医学、临床医学和预防医学的基本知识，同时也需要掌握公共卫生事业管理理论、管理技能和管理方法。具备这些知识和技能的人员能够在卫生行政机构、各级医疗卫生单位以及城乡基层医疗机构等从事疾病预防控制和卫生事业的管理工作。

一、疾病预防与控制管理

疾病预防与控制管理是指一个国家或地区通过法律法规和相关政策组织卫生资源，对影响人群健康的重大疾病采取有效的预防与控制措施，消除或减少其对居民健康的影响，提高人群健康水平的过程。疾病控制管理包括传染病控制管理、慢性病控制管理、地方病控制管理、寄生虫病控制管理、职业病控制管理、突发公共卫生事件应急管理等。

（一）传染病控制与管理

传染病是指由各种致病性微生物引起的具有传染性的疾病。我国传染病报告发病相对稳定，但仍不容忽视。当前传传染病病种虽然得到控制，但仍有散发疫情，如鼠疫、霍乱。肠道传染病在农村的发病水平依然较高。病毒性肝炎、结核病仍是我国高疾病负担的主要传染病种。新中国成立初期原已被控制的性传播疾病（如淋病和梅毒）的发病率在 1990 年左右开始快速上升，至今仍处于高发病率时期。艾滋病呈现新特点。禽流感、流感大流行的威胁持续上升。

《中华人民共和国传染病防治法》是新中国成立以来第一部有关传染病管理的卫生法律，标志着我国传染病管理走上法制化管理的轨道。《中华人民共和国传染病防治法》规定，传染病分为甲类、乙类和丙类，共 37 种。我国对传染病实行预防为主、防治结合、分类管理的方针。传染病防控管理的措施包括传染病报告和针对传染源、传播途径和易感人群的多种防控措施，以及扩大免疫计划、群体化预防或化学疗法、保证食品和水安全、安全注射和灭菌、安全有效地使用血液和血制品、媒介控制等具体有效的预防控制方法。

（二）慢性病控制管理

慢性非传染性疾病（简称慢性病）是指长期的、不能自愈的、几乎不能被治愈的疾病。当前，备受关注的慢性病主要包括心脑血管疾病、恶性肿瘤、慢性阻塞性肺疾病（COPD）、代谢性异常、精神异常与精神病、慢性职业病、遗传性疾病、其他疾病等。

随着工业化、城镇化、人口老龄化和生活方式的变化，慢性病也成为我国居民的最主要死因，其流行趋势呈现以下特点。慢性病流行形式十分严峻；慢性病造成的疾病经济负担沉重；慢性病严重消耗人力资本；慢性病的主要危险因素难以有效控制；人口老龄化放大了慢性病的危害。

我国于1978年开始在全国内饰合理疾病监测点。慢性病控制与管理应遵循以下行动原则：以公共卫生系统为主导；建立支持环境，强调个人责任；立足社区；建立广泛的伙伴关系；依据科学行动；用现有资源，在现有卫生体制中加强慢性病控制工作。

（三）职业病控制与管理

职业性危害是劳动者在从事执业活动中，由于接触生产性粉尘、有害化学物质、物理因素、放射性物质等有害因素对身体健康所造成的损害。职业病是指企业、事业单位和个体经济组织（等用人单位）的劳动者在职业活动中，因接触粉尘、放射性物质和其他有毒、有害物质等因素引起的疾病。2013年12月23日，《职业病分类与目录》，将职业病分为10类132种。

职业卫生现状职业危害是社会经济发展的产物。目前，我国的职业病发病和管理呈现以下特点：对职业危害认识不足；急性职业中毒高居不下；恶性、群体性职业病时间时有发生；职业危害后果严重；一些职业病损害尚未纳入法律保护范畴。

（四）地方病控制管理

地方病是指相对局限于某些特定地区、在特定的自然条件和社会因素条件下，因长期暴露于有致病因素的环境中而经常发生或造成地方性流行的疾病。我国的地方病已知有 70 余种，列入国家重点防治的地方病有鼠疫、血吸虫病、布鲁氏菌病、碘缺乏病、克山病、大骨节病、地方性氟中毒和地方性砷中毒等 8 种，前 3 种属于自然疫源性疾病，后 5 种属于地球化学性疾病。

我国地方病的特点有以下几个方面。

地域性。地方病通常发生在特定的地理区域内，与该地区特有的地理环境和气候条件密切相关。例如，肝硬化主要分布在黄土高原地区，血吸虫病主要分布在江南水乡等。

综合性。地方病的发生是多种因素综合作用的结果，包括地质、水文、气候、环境污染、饮食习惯、生活方式等。这些因素相互作用，导致地方病的发生和流行。

长期潜伏性。地方病通常具有较长的潜伏期，患者可能在长时间内没有明显的症状和体征。这使得地方病的早期诊断和治疗相对困难。

防治困难。由于地方病的复杂性和多因素影响，其防治工作相对困难。需要综合考虑地理环境、社会经济条件、人群生活习惯等各个方面的因素，采取综合性的控制措施。

我国地方病的控制措施包括以下几个方面。

改善生态环境。改善地方病流行地区的环境条件，包括水质改善、土壤污染治理、室内空气质量改善等。例如，对于血吸虫病流行地区，可以进行水生态修复和改善，减少病媒螺虫的滋生和传播。

改善饮食卫生和营养。加强地方病流行地区的饮食卫生教育，引导居民合理膳食，避免食用可能导致地方病发生的食物。同时，加强对营养不良的预防和治疗，提高居民的整体健康水平。

早期筛查和诊断。建立地方病的早期筛查和诊断机制，通过定期体检、血液检测等方式，发现患者并及早进行治疗。特别是对于潜伏期较长的地方病，早期发现和干预至关重要。

健康教育和宣传。加强对地方病的健康教育和宣传工作，提高居民对地方病的认识和防治意识。通过开展宣传活动、制作宣传资料、组织健康讲座等方式，提高公众的健康素养和自我防护能力。

综合干预。根据具体地方病的特点，采取综合干预措施。包括药物治疗、疫苗接种、防蚊虫措施、个人防护设施的使用等。例如，对于疟疾，可以采取药物治疗病例，同时推广疟疾疫苗接种和使用防蚊虫措施。

健康监测和评估。建立健康监测和评估体系，定期对地方病的发生和流行情况进行监测和评估。通过数据分析和科学评估，及时了解地方病的变化趋势，并调整防控策略和措施。

跨部门合作。加强卫生部门与环境保护、农业、教育、水利等部门之间的合作与协调。通过跨部门的合作，共同治理地方病的多个因素，实现综合防控的效果。

社区参与。鼓励和促进地方病流行地区居民的积极参与，加强社区健康教育，组织居民参与地方病防治工作。通过社区层面的合作和行动，增强地方病防控的可持续性和有效性。

不同地方病具有不同的特点和控制措施，因此在实际工作中需要根据具体情况制定相应的措施和计划。同时，地方病的防控需要持续长期的努力，综合应用多种手段和措施，才能有效控制和消除地方病的发生和流行。

二、卫生监督管理

公共卫生监督是国家卫生行政机构或行政性组织依据法律、法规对社会公共卫生事务进行监督管理的一种行政行为，是国家行政权力的重要组成部分。卫生监督的概念有四层含义：卫生监督的主体必须是卫生行政部门，或由法律授权的卫生监督机关；卫生监督是依据卫生法律、法规和规章的规定，对涉及人民群众健康的各种行为或活动所实施的卫生行政执法行为；卫生监督的对象是卫生监督的相对人——公民、法人和其他组织；卫生监督的目的是维护正常的公共卫生和医疗服务秩序，保护人民群众健康及其相关法定权益。

在中国，卫生监督是由国家卫生健康委员会及其派出机构、地方卫生健康行政部门以及相关部门共同负责的。现阶段，我国卫生监督的主要职责有以下几个方面。

监督卫生法律法规的执行。卫生监督机构负责监督和检查各级卫生行政部门、医疗卫生机构、卫生职业人员等是否按照法律法规执行卫生工作，包括卫生行政管理、医疗机构管理、药品管理、疫苗管理等方面的工作。

监督医疗质量和安全。卫生监督机构负责监督医疗机构的质量和安全管理，包括医疗服务质量、医疗器械的安全使用、药品和疫苗的质量管理等。他们对医疗机构进行定期检查和抽查，并对发现的问题及时进行整改和处罚。

监督食品安全。卫生监督机构负责监督食品生产、加工、销售环节的卫生安全，包括食品生产许可证的核发和管理、食品卫生许可证的核发和管理、食品安全标准的制定和执行、食品安全事故的调查处理等。

疾病预防控制。卫生监督机构负责监督和指导疾病预防控制工作，包括传染病防控、慢性病防控、职业病防控等。他们组织疫情监测、流行病调查、疫苗接种管理等工作，并对重大疫情进行应急响应和处置。

监管医疗器械。卫生监督机构负责监督和管理医疗器械的生产、流通和使用，确保医疗器械的质量和安全。他们审核和批准医疗器械注册申请，进行医疗器械的监督抽查和不良事件的调查处理。

卫生监督执法。卫生监督机构依法开展卫生监督执法工作，对违法违规行为进行查处和处罚。他们有权进行检查、取样、封存、扣押等措施，并可以对涉嫌犯罪的行为移送司法机关处理。

卫生应急管理。卫生监督机构参与组织卫生应急管理工作，包括突发公共卫生事件的应急响应、应急物资的储备和调配、应急演练和培训等。

卫生监督信息化建设。卫生监督机构负责卫生监督信息化建设，推动信息化技术在卫生监督工作中的应用，加强信息共享和数据管理。

以上职责仅涵盖了卫生监督的主要内容，实际工作中可能根据地方和具体情况有所不同。卫生监督的目标是保障公众的卫生安全，防范和控制各类卫生风险，提高卫生水平和医疗质量，确保人民群众的身体健康。

三、妇幼保健管理

妇女儿童健康是人类持续发展的前提和基础，妇女儿童健康指标不仅是国际上公认的基础性健康指标，更是衡量社会经济发展和人类发展的重要综合性指标。

妇女保健管理是指妇幼卫生机构运用现代医学和社会科学的基本理论、技能和方法，研究妇女儿童身体健康、心理行为及顺利发育特征的变化及其规律，分析影响妇女儿童健康的环境因素和社会因素，制定保健措施，动员社会力量，有效控制危险因素，保护和促进妇女儿童身心健康的过程。

随着医疗技术的进步和卫生保健服务的普及，中国妇女的整体健康状况有所改善。妇女的预期寿命延长，生育保健和妇科疾病治疗水平提高，妇女的生殖健康得到更多关注。大力推进儿童保健和母婴保健工作，儿童的生存率显著提高。新生儿死亡率和儿童死亡率持续下降，儿童的健康状况得到有效改善。实施了一系列的营养改善计划，重点关注儿童的营养需求和健康发展。儿童普遍受到良好的营养供给，慢性营养不良和相关疾病的发生率有所下降。加强了对妇女和儿童健康服务的投入，推动基层卫生服务体系建设和社区医疗机构发展。妇幼保健院和儿童医院的数量增加，服务网络更加完善，妇女和儿童能够更方便地获得健康服务。

尽管中国在妇女儿童健康方面取得了很大的进展，但仍然面临一些挑战。一些偏远地区和贫困地区的妇女儿童健康状况相对较差，存在着城乡和地区之间的差距。此外，妇女和儿童面临的营养失衡、疾病预防和健康教育等问题仍然需要进一步加强和改善。为了促进妇女儿童的健康发展，中国将继续加大投入，完善政策措施，提高健康服务的质量和覆盖范围，促进妇女儿童健康水平的全面提升。

第三节 医疗机构公共卫生 管理的概念和特点

医疗机构是公共卫生体系的重要组成部分，是传染病及突发公共卫生事件早发现、早报告、早处置的前沿阵地，是开展高血压、糖尿病、肿瘤等慢性病防治和妇女儿童保健服务的重要力量。但是，由于受多种因素的影响和制约，医疗机构的公共卫生工作还存在不少薄弱环节，甚至存在落实不到位的问题。医疗机构与专业公共卫生机构之间，缺乏有效的协调联动机制，难以实现防与治的有机融合，难以满足广大群众日益增长的健康需求。特别在二级以上医疗机构，承担公共卫生工作的科室比较分散，内部缺乏统一的协调管理，新增公共卫生任务没有明确的责任科室和人员承担，影响了医疗机构公共卫生职能的发挥和任务落实。

加强医疗机构公共卫生工作，不仅是深化医药卫生体制改革的重要内容，也是坚持公立医院公益性的具体体现。各级卫生计生行政部门和医疗卫生机构要充分认识加强医疗机构公共卫生工作的重要性和必要性，切实加强组织领导，强化医疗机构承担法定和政府指定的公共卫生服务职责，健全完善医疗机构和专业公共卫生机构之间密切协作的工作机制，促进"防"与"治"的深度融合，维护和保障人民健康。

第一，我国医疗机构公共卫生管理学学科内涵和基本特征

在当前的卫生法律法规和政策文件中，对基本公共卫生的内涵和范围并没有明确界定。然而，确保基本公共卫生服务的提供是中国卫生体系建设的重要目标之一。在中国，基本公共卫生工作通常由多个部门共同参与和协调。中央政府在基本公共卫生工作中扮演重要角色，主要负责制定基本公共卫生任务和健康目标。

中央政府通过相关政策文件和指导性文件，推动基本公共卫生服务的发展，并提供相应的资金支持。

关于基本公共卫生的资金筹措，虽然没有明确的分级筹措机制，但一般是由中央政府、省级政府和地方政府共同承担。中央政府通过财政拨款和卫生专项资金等渠道提供资金支持，省级政府和地方政府也根据实际情况筹措相应的资金用于基本公共卫生工作。

需要指出的是，以上划分和描述仅为一般情况，实际情况可能因地区和具体政策的差异而有所不同。在未来，中国政府可能会进一步明确和完善基本公共卫生的概念、职责和资金筹措机制，以推动基本公共卫生服务的发展和提高全民健康水平。

公共卫生管理是医学领域中的一门专业，同时也是公共管理的二级学科之一。它涵盖了多个分支学科，如社会医学、卫生事业管理学、卫生经济学、医疗保险学、公共卫生政策、卫生法学和医院管理等。公共卫生管理专业的研究对象主要是社会、社区以及相关卫生机构和人员，旨在运用社会科学和管理科学的理论和方法，揭示社会、文化、经济等因素对群体健康的影响。

公共卫生管理专业的目标是通过采取社会措施来预防和控制疾病，促进卫生事业的发展与改革，提高卫生事业的效率和效益。其最终目的是提高人民的健康水平和生活质量，推动社会经济的发展。公共卫生管理专业致力于通过科学的管理手段和政策措施，提升社会群体的健康水平，预防和控制疾病的传播，保障公众的健康与福祉。

第二，加强医疗机构公共卫生管理工作的对策

医疗机构在公共卫生体系中扮演着重要的角色，其数量众多且遍布广泛。作为公共卫生事件的前线阵地，医疗机构在发现和报告突发公共卫生事件方面具有关键作用。因此，迫切需要加强医疗机构的公共卫生管理工作。这包括提高医疗机构对传染病的监测和报告能力，加强医源性感染的预防与控制措施，改善医疗机构的卫生环境和设施，加强医务人员的卫生教育和培训，以及强化医疗机构与

公共卫生部门的合作与协调等。通过这些举措，可以提升医疗机构在公共卫生领域的贡献，更好地保障公众的健康和福祉。

一、医疗机构公共卫生管理存在的主要问题

（一）对医疗机构的作用认识不清

医疗机构在公共卫生领域扮演着至关重要的角色，但是医疗机构的作用并没有得到足够的认识和重视。一些行政管理人员没有充分意识到医疗机构在疾病控制中的重要性，导致他们在卫生管理工作中缺乏积极性和主动性。

医疗机构是公共卫生工作的基础和前沿，它们是疾病传播的场所，也是疾病控制的第一线。医疗机构应该具备及时发现、报告和控制传染病的能力，以防止疾病在社区和人群中的传播。此外，医疗机构在疾病防控策略的制定和实施方面扮演着重要角色，例如推广疫苗接种、开展健康教育和宣传、提供疾病筛查和监测等。

然而，在实际工作中，医疗机构的疾病控制机制可能存在不足。例如，医疗机构可能缺乏及时检测传染病患者的机制，医务人员的传染病防控培训不够全面，急性传染病现场控制措施不够完善，对疾病防控知识的宣传不足等。这些问题可能导致疾病在医疗机构内部传播，进而威胁到公共卫生安全。此外，医疗机构与疾病预防控制机构之间的协调和合作也需要加强。医疗机构和疾病预防控制机构应该建立有效的沟通渠道，共享信息，协同行动。只有通过密切合作，才能及时发现、报告和控制疾病的传播，保障公众的健康和安全。

因此，提高对医疗机构在公共卫生中的作用的认识是非常重要的。行政管理人员应该充分意识到医疗机构的重要性，并提供必要的资源支持，以确保医疗机构能够有效履行其在疾病预防控制中的职责。同时，医疗机构也应该加强自身的能力建设，提高疾病防控的水平，为公众提供更好的医疗和卫生服务。

（二）医疗机构中疾病控制运作机制不够健全，措施落实不到位

预防策略不完善：医疗机构在疾病控制方面缺乏系统性的预防策略。预防疾

病的工作应该从源头控制开始，包括加强卫生教育、推广健康生活方式、加强环境卫生管理等方面。然而，一些医疗机构更多地关注了解诊疗和治疗方面的工作，而忽视了预防措施的制定和执行。

感染控制措施不到位：医疗机构中的感染控制措施存在不足。这包括个人防护措施的不严格执行、医疗设施和工作环境的清洁和消毒不彻底、医疗废物管理不规范等问题。这些不到位的措施增加了医务人员和患者感染疾病的风险。

监测和报告体系薄弱：医疗机构中的疾病监测和报告体系不够健全。及时监测疾病的发生和传播情况对于采取有效的控制措施至关重要，然而，一些医疗机构缺乏完善的监测机制，导致疾病的发现和报告存在滞后和不准确的情况。

多学科协作不足：疾病控制需要多学科的协作，包括临床医生、流行病学家、感染控制专家等的合作。然而，医疗机构中不同学科之间的协作和沟通存在不足，导致疾病控制工作的整体效果受到影响。

（三）医疗机构与疾病控制机构之间缺乏有效的联系与协调

信息共享不畅：医疗机构和疾病控制机构之间信息的共享存在困难。医疗机构收集到的关于疾病病例和流行趋势的信息往往没有得到及时传递给疾病控制机构，从而使得疫情监测和控制工作的及时性和准确性受到影响。

协调合作不充分：医疗机构和疾病控制机构之间的协调合作不够紧密。疫情暴发时，医疗机构需要与疾病控制机构密切合作，共同制定和执行应对策略。然而，由于缺乏有效的沟通渠道和协调机制，医疗机构和疾病控制机构之间的合作往往存在困难。

疫情应急响应不协调：在疫情暴发或其他突发公共卫生事件发生时，医疗机构和疾病控制机构的应急响应需要密切配合和协调。然而，如果两者之间没有建立起有效的联系和协调机制，响应行动可能会延迟。

医疗机构应加强对公共卫生工作的重视，加强感染控制和预防工作，提高公共卫生意识和能力。同时，疾病控制机构应加强对医疗机构的指导和支持，及时提供科学的防控方案和策略，确保公共卫生工作的顺利进行。只有通过双方的合作与协调，才能形成有效的公共卫生体系，更好地维护人民的健康和社会的稳定。医疗机构和疾病控制机构共享信息，协同行动，只有这样才能更好地发现、报告和控制疾病传播，保障公众的健康和安全。对于两个体系之间的脱节问题，需要加强政策引导和管理机制的完善，以促进医疗救治体系和疾病控制体系的有机结合和协同发展。

（四）医疗与预防之间缺乏交叉学科的理论研究

目前我国的教育体系在公共卫生与临床医学之间的交叉学科研究方面存在缺陷。这种分割导致临床医护人员和公共卫生医师之间的知识和意识的不对称，限制了疾病的综合防控能力。为了解决这个问题，需要建立专门的机构来推动医疗预防交叉学科的理论研究，并制定相应的教材、机制和规范，以推动教育体系的改革。只有通过理论研究和教育体系的改革，才能实现公共卫生与临床医学的有机结合，提高医务人员的综合素质，更好地应对疾病的预防和诊治挑战。

为了解决这个问题，我们迫切需要在今后的实践中逐步建立和完善医疗预防交叉学科的机构和教育体系。这些机构可以提供相关的理论研究和教育培训，培养具备临床医学和公共卫生知识的医务人员。同时，我们需要制定相应的教材、机制和规范，确保教育内容的科学性和一致性。通过这些改革和措施，我们可以促进临床医学和公共卫生的融合，弥合二者之间的鸿沟。这将有助于医务人员更全面地了解疾病的预防、诊断和治疗，从而提高公共卫生水平，减少疾病的发生和传播，更好地保障人民的健康。

二、医疗机构公共卫生管理对策与措施

（一）确定医疗机构的公共卫生责任

政府应通过制定政策、法规和规范，明确医疗机构在公共卫生管理中的责任，并规范机构和个人的行为，以提高公共卫生水平。医疗机构应被纳入公共卫生工作体系进行管理，充分发挥其在公共卫生工作中的重要作用。

（二）提升公共卫生管理的理论水平

加强学术交流，定期组织公共卫生及相关专题的学术讲座和学术交流活动，学习和借鉴国内外医疗机构公共卫生管理的成功经验，逐步建立和完善我国医疗机构公共卫生管理的理论体系。

（三）加强公共卫生知识培训

对医疗机构的领导和管理人员进行公共卫生知识培训，重点对临床一线的医务人员进行传染病防控知识的全员培训。通过在医疗机构中传播公共卫生政策法规和专业知识，树立医务人员的公共卫生观念，提高他们的预防医学知识水平，使其能够更好地承担公共卫生责任。

（四）加强医疗机构和疾病控制机构的合作与交流

建立协调和沟通机制，促进医疗机构和疾病控制机构之间的信息交流，并制定合作的工作计划、运行机制和应对突发公共卫生事件的预案。定期检查合作进展情况并进行演练，确保双方紧密配合，共同应对公共卫生挑战。

（五）发挥非政府组织的作用

非政府组织在社会动员、公众参与和卫生科普方面具有独特优势。应充分发挥它们在普及卫生科普知识、引导公众行为和参与公共卫生事务方面的作用，通过广播、影视、报刊、互联网、手册等途径，广泛开展公共卫生知识的宣传教育，推动社会公众对公共卫生问题的科学认知和行动。

（六）构建融合的教育模式

开展促进临床医学与预防医学相互融合的理论研究，借鉴国内外先进经验，建立符合中国国情的医学人才培养模式，弥合临床医学和公共卫生之间的鸿沟。通过改革教育体系，培养综合能力强、具备公共卫生意识和预防医学知识的医务人员，实现疾病预防与诊治的有机结合。

第二章

公共卫生工作方针与政策法规

公共卫生是公共医疗卫生服务体系的组成部分，其主要内容是通过政府的公共政策来促进居民健康、预防疾病和对民众提供健康保护。我国制定了各种医疗卫生法规和政策，包括《中华人民共和国传染病防治法》《中华人民共和国母婴保健法》《中华人民共和国职业病防治法》《艾滋病防治条例》《突发公共卫生事件应急条例》等法律法规，以及《中共中央、国务院关于深化医药卫生体制改革的意见》《国务院关于印发"十三五"深化医药卫生体制改革规划的通知》（以下简称《通知》）等政策文件。

第一节　公共卫生工作方针

预防是最经济最有效的健康策略。要坚决贯彻预防为主的卫生与健康工作方针，坚持常备不懈，将预防关口前移，避免小病酿成大疫。

一、建国以来的卫生工作方针

1950 年，第一届全国卫生会议确定了卫生工作的三大原则，即"面向工农兵"、"预防为主"和"团结中西医"。1952 年，第二届全国卫生会议增加了"卫生工作与群众运动相结合"的方针。1991 年，第七届全国人民代表大会第四次会议提出了新的卫生工作方针，包括"贯彻预防为主，依靠科技进步，动员全社会参与，中西医并重，为人民健康服务"。1997 年，《中共中央、国务院关于卫生改革与发展的决定》提出了新时期中国卫生工作方针，强调"以农村为重点，预防为主，中西医并重，依靠科技和教育，动员全社会参与，为人民健康服务，为社会主义现代化建设服务"。2016 年，《健康中国 2030 规划纲要》明确了新时期卫生与健康工作方针，即"以基层为重点，以改革创新为动力，预防为主，中西医并重，将健康融入所有政策，人民共建共享"。

新时期卫生与健康工作方针相较于 1997 年提出的方针有几个亮点和变化。首先，用"基层"取代了"农村"，反映了国家经济社会发展的新形势和需求。随着城镇化进程的推进，"农村"越来越多地变为城镇，农民成为城市居民，卫生工作的重点也下移，不仅关注农村，还包括城镇的社区。这也为分级诊疗原则提供了理论依据，即"基层首诊、双向转诊、急慢分治、上下联动"。其次，将"改革创新"作为动力，取代了原来的"依靠科技与教育"。这进一步表明在未来 15 年内，适应经济新常态，必须改革和完善包括卫生与健康在内的社会保障体系，以满足经济发展和人民需求。科技和创新与健康密切相关，但创新的范围不仅限于科技，还包括文化和制度创新。第三，强调预防为主，同时重视中西医。预防为主是全世界卫生工作的基本方针，而中西医并重则体现了中国的特色。这两个原则自新中国成立以来一直是卫生工作的重点，必须长期坚持。第四，将健康融入所有政策，强调人民共建共享。这一点比"动员全社会参与"更具体和明确。它要求在制定政策时要有健康意识，将人的健康作为经济社会发展的基石和目的。最后，人民共建共享。这一方针深入人心，通过人民的共建共享，更好地动员人民群众参与卫生与健康事业。大力发展卫生与健康事业是为了人民，也需要依靠人民。它将人民的付出与收获紧密联系在一起，促进了人民群众参与卫生与健康事业的积极性。这些变化和亮点的提出，旨在适应新的社会需求和发展形势，推动卫生与健康工作的全面发展。

回望百年党的卫生工作方针及其指引下的卫生健康事业发展改革历程，总结历史经验，把握历史规律，使我们更好地眺望前方的奋进路，增强全面推进健康中国建设和持续深化医改的勇气和力量。

二、公共卫生事业的重要性

习近平总书记所作的党的二十大报告，对推进健康中国建设作出重要部署，强调要"把保障人民健康放在优先发展的战略位置"。这充分彰显了卫生健康事业的基础性、全局性地位，体现了人民至上、生命至上的价值追求，为新时代新征程推动卫生健康事业改革发展指明了方向。

一是坚持党的领导。实践证明，建设健康中国、推进深化医改必须发挥各级党委把方向、谋大局、定决策、促改革的作用。应牢牢把握坚持和加强党的全面领导这个根本原则，切实把党中央决策部署贯彻到卫生健康事业发展改革的各方面和全过程。

二是坚持以人民为中心。人民当家作主是社会主义民主政治的本质和核心。应始终站在人民立场上把握和处理卫生健康与医改重大问题，从群众最期盼的地方做起，从群众不满意的地方改起，把增强人民获得感作为评判改革成效的标准，努力解决好与人民群众的医疗健康相关的问题。

三是坚持卫生健康事业公益属性。公益性是党的人民至上执政理念和生命至上价值追求的具体体现。无论社会发展到什么程度，我们都应毫不动摇把公益性写在医疗卫生事业的旗帜上。持续完善中国特色基本医疗卫生制度及相关政策，不断提升服务质量和效率，让广大人民群众享有公平可及、系统连续的健康服务。

四是坚持改革创新。全面深化改革是我们党守初心、担使命的重要体现。接续推进深化医改应同把握新发展阶段、贯彻新发展理念、构建新发展格局结合起来，以更科学、更精准、更有效的改革举措聚焦老难题和新挑战。同时，注重改革的系统性、整体性、协同性，推动医疗、医保、医药"三医"真联真动，确保政策有效衔接、推进步调一致、成效融会贯通。

五是坚持基于国情规律。改革必须从国情出发、从经济社会发展实际出发，有领导有步骤地推进。推进深化医改，我们既应牢牢把握和立足社会主义初级阶段这个基本国情、最大实际，适应社会主要矛盾变化，又应深刻认识医疗卫生事业发展规律，坚持尽力而为、量力而行，充分发挥基层首创精神，走出一条具有中国特色的医改之路。

第二节 公共卫生政策法规

公共卫生以预防为主，涵盖了多个功能和领域。其中包括以下内容：

健康检测和分析。建立疾病信息系统，收集相关疾病的发病或流行情况，检测健康危险因素，识别健康问题。

疾病暴发流行和突发公共卫生事件调查处理。在面临疾病暴发、流行或其他突发公共卫生事件时，进行调查、监测、防控和处理，以减少健康风险和传播。

疾病预防和健康促进项目。建立和实施疾病预防和健康促进项目，包括宣传教育、疫苗接种、健康检查等，以提高人们的健康意识和生活方式。

制定公共卫生法律法规。制定相关的公共卫生法律法规，加强卫生执法改革，以确保公众健康和卫生安全。

世界卫生组织在 2006—2007 年提出的公共卫生基本内容包括以下方面：传染病预防和控制，即针对传染病进行预防和控制措施，包括疫苗接种、病例监测、传染源管理等；流行性疾病的预警和反应，即在面临流行性疾病时，进行预警、监测和及时的反应措施，以减少病例数量和传播范围；慢性非传染病的监测、预防和管理，即关注慢性非传染病（如心血管疾病、癌症等）的监测、预防和管理，包括健康教育、生活方式干预等；健康促进，即通过宣传教育、社区活动等手段，促进人们的健康意识和积极的生活方式；精神卫生和物质滥用，即关注精神卫生问题和物质滥用，提供相关的预防、治疗和康复服务；烟草、营养、卫生与环境、食品安全、暴力、损伤和残疾，即关注与烟草控制、营养、环境卫生、食品安全、暴力行为、损伤和残疾有关的问题，采取相应的措施；生殖卫生、母婴平安和儿童与青少年卫生，即关注生殖健康、母婴安全和儿童青少年健康，提供相应的卫生服务和支持；基本药物、基本卫生技术、免疫药物和疫苗的开发，即推动基本药物、卫生技术、免疫药物和疫苗的开发，以提供基本的医疗保健和防疫措施。目前，我国已建立了比较全面的公共卫生体系，提供的公共卫生服务从中央辐射到省、市、县，并建立了县、乡、村"三级农村卫生网络"。

同时，注重进行流行性病学调查、慢性病调查、健康信息沟通与交流等全方位的公共卫生研究。我国于2004年初正式启动的疫情及突发公共卫生事件的网络直报系统，覆盖包括乡镇卫生院在内的全国所有卫生医疗机构。我国已实现对传染病疫情监测、健康危害因素监测、死因监测等重要公共卫生数据的实时管理，使传染病控制和应急反应能力明显提高。

一、基本公共卫生服务均等化政策

基本公共卫生服务均等化是我国政府公共卫生政策的重要目标之一。《通知》提出，到2020年，普遍建立比较完善的公共卫生服务体系，基本公共卫生服务逐步均等化机制基本完善。

（一）基本公共卫生服务项目

在《通知》中，提到了在"十二五"期间，我国的基本公共卫生服务项目从原来的12类增加到了包括居民健康档案管理、健康教育、预防接种、0—6岁儿童健康管理、孕产妇健康管理、老年人健康管理、高血压和糖尿病等慢性病患者健康管理、严重精神障碍患者管理、肺结核患者健康管理、中医药健康管理、传染病及突发公共卫生事件报告和处理、卫生计生监督协管等12项内容。而在"十三五"期间，一些项目被划入了基本公共卫生服务范畴，包括健康素养促进、妇幼卫生、老年健康服务、医养结合、卫生应急、提供避孕药具、孕前优生健康检查、计划生育事业费等部分原本属于重大公共卫生服务和计划生育项目的内容。

（二）重大公共卫生服务项目

重大公共卫生服务主要涵盖了全国性或跨区域的重大传染病防控，常规免疫及群体性预防接种，重点人群应急接种所需疫苗和注射器购置，艾滋病、结核病、血吸虫病等疾病的防控，精神心理疾病的综合管理，重大慢性病防控管理模式和适宜技术的探索等内容。这些项目的支出责任由中央财政承担。同时，中医药事业的传承与发展也被划入了公共卫生服务能力建设的范畴。原本属于重大公共卫生服务的其他项目，除了上述提及的项目外，也被纳入了基本公共卫生服务的统筹安排。

（三）公共卫生服务能力建设

根据《通知》的内容，"十三五"期间的公共卫生服务改革有以下要点：

建立专业公共卫生机构与医疗机构、基层医疗卫生机构的分工协作机制，确保卫生服务的高效运行。

完善基本公共卫生服务项目和重大公共卫生服务项目的遴选机制，确保项目的科学性和有效性。

推进政府购买公共卫生服务，以提供更广泛的服务覆盖。

完善公共卫生服务项目和专业公共卫生人员的考核评价和激励机制，以提高服务质量和效率。

鼓励防治结合类专业公共卫生机构通过提供预防保健和基本医疗服务获得合理收入。

完善对医疗机构承担公共卫生服务任务的补偿机制，确保其能够承担相关责任。

推进妇幼保健机构内部改革重组，提高服务质量和效率。

加强残疾人健康管理，推动残疾人社区康复工作。

将成本合理、效果确切的中医药服务项目纳入基本公共卫生服务的范畴。

完善现有药品政策，减轻重大疾病患者和突发急性传染病患者的药品费用负担。

推动居民健康卡、社会保障卡等应用集成，促进居民电子健康档案的应用，实现预防、治疗、康复和健康管理的一体化电子健康服务。

升级改造卫生应急平台体系，提升突发公共卫生事件的早期发现水平。

深入开展爱国卫生运动，提高公众的卫生意识和卫生行为。

二、我国疾病预防体制的发展

我国已经基本形成了以国家、省、地市、县四级疾病预防控制机构为主体，农村乡（镇）卫生院、村卫生室（农村个体诊所）、各级各类医疗卫生机构和城市社区卫生服务组织构建的疾病预防控制体系。国务院发布的《疫苗流通和预防接种管理条例》对进一步完善预防接种工作的保障制度，严格规范接种单位的预防接种行为等作出了规定。

为推进科学规范管理,提高工作效率和服务质量,卫生部在2008年制定了《各级疾病预防控制中心基本职责》,进一步明确了疾病预防控制中心的工作职责和任务。《中华人民共和国传染病防治法》以法律的形式对各级疾病预防控制机构在传染病工作中的职责作出了明确的分工。

（一）疾病预防控制法规与政策的主要内容

1. 国家免疫规划

国家免疫规划是政府提供的一项重要公共卫生服务,是预防、控制传染病的有效手段。2008年3月11日,卫生部、国家发展和改革委员会、教育部、财政部、国家食品药品监督管理局联合下发《关于实施扩大国家免疫规划的通知》,规定从2007年起,扩大国家免疫规划疫苗范围,全国范围内国家免疫规划疫苗种类由6种扩大到14种,预防的传染病由7种增至15种。五部委依据各自职责建立了相应的协调机制,在国家免疫规划疫苗生产、供应和使用等方面加强了沟通与协调。卫生部制订下发实施方案和年度计划,财政部下拨中央财政转移地方支付资金,国家发展和改革委员会（含原国家发展计划委员会、原国家计划委员会）启动国家免疫规划疫苗价格核定工作,教育部在托幼机构和学校开展入托、入学查验预防接种证工作,国家食品药品监督管理局强化国家免疫规划疫苗生产和流通的监督管理。

2. 职业病防治的法规与政策

职业病是指企业、事业单位和个体经济组织等用人单位的劳动者在职业活动中,因接触粉尘、放射性物质和其他有毒、有害因素而引起的疾病。为了预防、控制和消除职业病危害,防治职业病,保护劳动者健康及其相关权益,促进经济社会发展,2001年10月27日第九届全国人民代表大会常务委员会第二十四次会议通过了《中华人民共和国职业病防治法》（2018年第四次修正,以下简称《职业病防治法》）,对于职业病的前期预防、劳动过程中的防护与管理、职业病诊断与职业病病人保障、监督检查及法律责任等方面作了明确规定。

根据相关法规,职业病的诊断工作应由持有《医疗机构执业许可证》的医疗卫生机构承担。劳动者可以选择在用人单位所在地、本人户籍所在地或经常居住地的合法医疗卫生机构进行职业病的诊断。

在待遇方面，职业病患者有权依法享受国家规定的职业病待遇。用人单位应按照国家相关规定，安排职业病患者接受治疗、康复和定期检查。如果职业病患者不适宜继续从事原工作，用人单位应将其调离原岗位，并安排适当的岗位。用人单位还应向从事与职业病危害相关的工作的劳动者提供适当的岗位津贴。

职业病患者的诊疗、康复费用以及伤残和丧失劳动能力的社会保障，将按照国家工伤保险的规定进行执行。此外，职业病患者在符合相关民事法律的情况下，还享有向用人单位提出赔偿要求的权利。

3. 精神卫生工作和社会心理服务体系建设的法规与政策

为了发展精神卫生事业，规范精神卫生服务，维护精神障碍患者的合法权益，我国于 2012 年颁布了《中华人民共和国精神卫生法》，对精神卫生工作的方针原则和管理机制、心理健康促进和精神障碍预防、精神障碍的诊断和治疗、精神障碍的康复、精神卫生工作的保障措施、精神障碍患者合法权益的维护等作了规定，填补了我国精神卫生领域的法律空白，具有里程碑意义。此外，我国还颁布了《关于进一步加强精神卫生工作的指导意见》《全国精神卫生工作规划（2015—2020年）》等一系列政策文件，形成了比较完善的精神卫生法规体系和工作体系。此外，为了进一步推进社会心理服务体系建设，国家卫健委等 10 部门还联合发布了《关于印发全国社会心理服务体系建设试点工作方案的通知》。精神卫生工作遵循以下原则：预防为主、防治结合、重点干预、广泛覆盖、依法管理。在这个工作框架下，建立了政府领导、部门合作和社会参与的工作机制，同时建立健全了精神卫生服务网络，逐步将防治工作重点转移到社区和基层。

4. 艾滋病治疗与救助的规定

为了加大对艾滋病的防治力度，我国政府于 2006 年 1 月公布了《艾滋病防治条例》（以下简称《条例》）。《条例》由总则、宣传教育、预防与控制、治疗与救助、保障措施、法律责任、附则共 7 章、64 条组成。关于艾滋病的治疗与救助，《条例》在第四章中作出了明确的规定。具体来讲，《条例》针对艾滋病治疗对医疗机构提出了 3 项要求，针对艾滋病救助对县级以上人民政府等提出了 4 个方面的要求。

第三节　公共卫生面临形势和发展建议

一、我国公共卫生发展面临的挑战

（一）全球化使传染性疾病大暴发威胁上升

非传染性疾病（如慢性病和精神疾病）的遏制对未来的发展产生负面影响。这些疾病造成的经济成本在未来 20 年将变得非常庞大，对经济发展和扶贫都将带来巨大冲击。尤其对中低收入国家来说，这将增加经济和社会发展的沉重负担，贫穷和疾病可能仍然在某些地区同时存在。老龄化是非传染性疾病发生率和流行率上升的主要原因，而非传染性疾病又是可预防疾病和死亡的主要因素。全球 60 岁及以上人口的增长速度是总人口增长速度的三倍以上，到 2025 年将达到约 12 亿人，这将引起人口结构的变化。人口老龄化将产生公共卫生和经济影响，其中包括非传染性疾病的比例增加。因此，实施能够预防或延缓非传染性疾病发生和严重程度的措施，并促进老年人的健康生活至关重要。终身促进健康和预防疾病的活动对于确保健康老龄化至关重要。

（二）未来全球公共卫生安全形势不容乐观

新兴传染病的威胁：新的传染病可能会出现，如新型病毒株、细菌耐药性的增加或突变等。这些病原体可能具有高传染性和致病性，给全球公共卫生安全带来挑战。

全球化和旅行：全球化使得人员流动更加频繁和容易，这也增加了疾病跨国界传播的风险。旅行和国际贸易使得疾病的传播速度更快，加大了公共卫生监测和应对的难度。

气候变化的影响：气候变化可能导致传染病传播途径和季节性模式的改变。

例如，气候变暖可能扩大病媒生物（如蚊子）的分布范围，增加疟疾和登革热等传染病的风险。

医疗基础设施脆弱性：一些地区的卫生基础设施可能脆弱，缺乏足够的资源和能力来应对突发公共卫生事件。这可能导致疾病的迅速传播和控制的困难。

不平等和贫困：社会经济不平等和贫困状况可能加剧疾病的传播和影响。弱势群体可能面临更大的健康风险，缺乏适当的医疗和卫生资源。

（三）流感大暴发

流感是一种高传染性疾病，可在短时间内在全球范围内传播，对人类健康和社会经济都带来巨大影响。流感病毒的变异和新毒株的出现是流感大暴发的主要原因之一。流感病毒具有高度变异性，容易发生抗原漂移和抗原转变，导致人群对新毒株缺乏免疫力。如果出现了高度致病性的新型流感病毒并具有持续传播的能力，将面临全球大规模感染和疫情暴发的风险。

另一个导致流感大暴发的因素是全球跨境旅行和人口流动。当人们从一个地区到另一个地区时，流感病毒可以随之传播，加速疫情蔓延的速度和范围。现代交通和全球化的加剧使得流感病毒的传播更加迅速和广泛，给全球公共卫生安全带来了巨大挑战。

流感大暴发对公共卫生系统的压力也是巨大的。大规模的流感疫情将导致医疗资源紧张，医院床位不足，医疗人员不堪重负。此外，流感疫苗的生产和分发也面临着挑战，因为需要大规模生产和及时分发疫苗以控制疫情。

（四）艾滋病的流行很可能仍是全球公共卫生系统的严峻挑战之一

尽管在过去几十年中取得了一定的进展，但艾滋病仍然是全球范围内的重要公共卫生问题。艾滋病由人类免疫缺陷病毒（HIV）引起，主要通过血液、性接触和母婴传播。根据联合国艾滋病规划署（UNAIDS）的数据，截至 2020 年，全球约有 3800 万人感染了 HIV 病毒，其中近 2500 万人未接受抗逆转录病毒治疗（ART）。艾滋病主要在低收入国家和弱势群体中传播。社会经济因素、性别不平等、歧视和隔离等问题导致一些人群更容易感染 HIV，这加剧了全球范围内的不平等现象。

艾滋病患者更容易患上其他感染和并发症，如结核病、肺炎和恶性肿瘤等。这增加了治疗的复杂性和成本，对公共卫生系统造成了额外的压力。由于对艾滋病的误解和歧视，许多感染者仍面临社会排斥、歧视和暴力。这不仅影响他们获得医疗和支持的能力，还阻碍了预防和教育工作的开展。

（五）生物武器和生物恐怖的潜在威胁将大大增加

全球生物武器和生物恐怖主义的潜在威胁正在增加。随着科技的不断进步和全球化的加剧，生物领域的知识和技术变得更加广泛和可获取，这为潜在的恐怖分子或恶意行为者提供了更多的机会来利用生物材料和技术进行攻击。生物技术的快速发展使得人们能够更容易地获取、操纵和合成病原体或其他危险生物物质。例如，基因编辑技术的进步使得定制化的病原体设计成为可能。尽管许多国家采取了严格的生物安全措施和监管机制，但仍存在着一些脆弱环节，例如在生物材料的存储、运输和处理。生物武器和生物恐怖主义被视为一种具有毁灭性和恐怖效果的手段，能够引起广泛的恐慌和社会破坏。某些恐怖组织或个人可能会受到意识形态、政治或宗教动机的驱使，采取生物恐怖行动来传递他们的信息或实现他们的目标。

（六）自然灾害导致的传染病以及突发性化学和核放射事件的威胁难以预料

自然灾害如地震、洪水、飓风等可能对卫生基础设施造成破坏，导致饮水和卫生条件恶化，进而引发传染病的暴发。例如，洪水可能导致水源污染和卫生设施破坏，从而增加疟疾、霍乱、登革热等传染病的传播风险。突发性化学事件，如工业事故、恐怖袭击或战争，可能导致有害化学物质的释放。这些化学物质可能对人体健康产生直接影响，并引发急性或慢性的健康问题。例如，有毒气体泄漏可能导致呼吸系统疾病，有害物质的接触可能导致皮肤病变或中毒。核放射事件可能是意外事故、核设施泄漏或恶意行为导致的。放射性物质的释放可能对人体健康和环境造成长期的危害。放射性污染可能导致癌症、遗传疾病和其他严重的健康问题。

当前，全球公共卫生安全问题已经成为全球性挑战和非传统安全议题的重要组成部分。这些问题对国际政治产生巨大影响，使得政治领导者必须面对应对这些重大问题的挑战。防治艾滋病传播已经成为国家间合作的重要议题，预防大规模传染病流行成为各国政府关注的焦点。

在中长期的未来，全球公共卫生问题与国际安全之间的关联将更加明显和密切。全球公共卫生问题将对国际政治和安全形势产生深刻影响，因此需要加强对全球公共卫生安全问题的预防和应对能力。这意味着国际社会必须更加重视并加强全球公共卫生安全的防范和合作机制。只有通过国际合作和协调，才能有效预防和应对全球公共卫生突发事件带来的挑战。

二、我国公共卫生体系目前存在的问题

2003 年 SARS 疫情以后，国家出台了一系列加强公共卫生体系建设的举措。但遗憾的是，疾控机构从 2009 年开始成为国家的公益单位，只能拿政府给的钱，取消了一些服务性收入，如体检、社会检测服务等，这样一来职员的收入就下降了很多，得不到很好的保障，大家也没有看到职业发展的追求。

公共卫生要求临床和预防的结合，而目前在我国，临床医学的个体服务和公共卫生的群体服务存在一定程度的分裂。比如，面对突发疫情，医院平时是综合医院，有传染病的专门病房和空间，一旦出现疫情时，它马上就能转成传染病防治和治疗空间，不用的时候可以作为综合医院的一个组成部分去开展工作。另外，本次疫情也突显出应急战略储备不足的问题，医用防护物资的匮乏，不仅威胁到一线医务人员和工作人员的生命安全，更会对社会造成不良影响。

再从软件上来讲，如医护人员院内感染的防护培训也很重要。对于医疗机构来讲，软件的建设，特别是基层的卫生服务中心或基层医院，它们可能是发现新的传染病、新的不明原因疾病的第一人，所以对于基层的医务人员培训，培养他们发现问题的能力及时报告传染病的法治意识，也是非常重要的。

我国现在是分级财政，也就是分级负责，县卫生管理机构听县政府的，省卫

建委听省政府的，下级对上级负责。湖北疾控中心对湖北省负责，这样就会出现问题。所以我国虽投入了大量资金建设公共卫生网络信息监测体系，但最后公共卫生机构本应拥有的解释权问题仍然没有被很好地解决。

从国家卫健委的统计数据来看，2009 年至 2018 年，全国各类医院卫生人员增加了 58.07%，而疾病预防控制中心（CDC）人员下降了 4.5%。截至 2018 年，中国各级 CDC 从业人员约 18.78 万人，即每万人口中仅有 1.35 名 CDC 从业人员，约为美国的 1/5。

人才短缺。CDC 卫生技术人员中，仅 44.2% 拥有本科以上学历，12.5% 有高级专业技术职称。在一些中西部省份，即使是省级疾控中心，也很难招到博士和硕士毕业生。本次疫情更暴露出部分公共卫生从业人员及行政管理人员公共卫生素质不高，导致对疫情的错误判断；突发公共卫生事件应急管理能力不足、新发传染病控制实践教学不够，基层队伍实践过少，在突发疫情中不能及时、有效进行应急处理。

究其原因，是全民"重医轻防"的意识没有根本转变，居民整体的健康素养特别是传染病相关健康素养还不高。例如在此次疫情期间，大家关注更多的是一线医护人员的救治，当然他们的贡献非常重要。但同时，很多从事公共卫生和疾病预防控制的人，他们所做的工作同样重要，因为防止疫情的输入和扩散，相当于为 14 亿人竖起了一面盾牌。

三、我国公共卫生发展现存问题

（一）媒体播途径问题

我国现阶段的公共卫生问题管理发展起步较晚，自 2003 年非典事件以后，媒体及公众逐渐开始重视公共卫生危机，媒体对公共卫生事件的报道也引发社会公众对这一领域问题的关注和讨论，与此同时，分析近年来媒体对突发公共卫生事件的报道可以发现，在突发公共卫生事件报道中，相关媒体针对相应的突发性公共卫生事件缺乏科学素养，因此在报道过程中，对事件的报道不够客观准确。

（二）缺乏信息良性互动机制

因我国现阶段面对突发公共卫生事件缺乏经验，因此政府或相关管理部门的信息良性互动机制尚未建设完善，且在咨询高速发展的趋势下，因咨询不对等造成的信息错位严重，因此很容易引发多种类型的不良现象。

（三）突发性公共卫生事件演练不足

我国现阶段突发公共卫生事件的模拟演练问题主要包括观念落后、被动防御方针与演习规模小等问题，很少形成跨地区的演习效果，但近年来，其现状所有改观。

（四）缺乏基层公共卫生人才

我国现代医疗体系发展较晚，医疗人才较为稀少；首先因为人数数量稀少，其次是因为我国医疗资源较为集中，农村相较于城镇地区医疗条件较为简略，往往无法应付较为严重的突发性公共卫生事件，且相关从业人员存在学历偏低、经验不足等问题。此外，从业人员的学历偏低和经验不足也是问题。

（五）缺失良好的信息互动机制

政府与民众之间缺乏良性的信息互动机制。有些政府部门选择隐瞒真实信息而不是公开向公众披露，在突发事件发生时缺乏具体信息和自救指导。政府部门之间也缺乏有效的内部协调机制，这在控制突发公共卫生事件时显得尤为重要。

（六）缺乏公共卫生事件的模拟演练

政府与民众之间缺乏良性的信息互动机制。有些政府部门选择隐瞒真实信息而不是公开向公众披露，在突发事件发生时缺乏具体信息和自救指导。政府部门之间也缺乏有效的内部协调机制，这在控制突发公共卫生事件时显得尤为重要。

（七）政府部门繁杂、权限管理分界不清

卫生部的主要职能是医疗健康、药品食品安全。但是，涉及医疗卫生管理的部门众多，职责分界不清，导致卫生管理部门权责不清、管理分散、效率低下等问题。

（八）基层公共卫生工作人才的缺乏

尽管卫生部门的工作人员数量较多，但接受正规医疗教育培训的人员相对较少，尤其在农村地区更为明显。另外，城乡发展不均衡导致基层公共卫生人才配比失衡，大量人才聚集在城市，基层人才匮乏。

四、对我国公共卫生体系建设的建议

一是需要高度重视公共卫生和疾病防控系统建设，全面提升公共卫生和疾病防控系统在国家卫生体系中的功能定位。疾控中心可参照专业性的行政机构管理，赋予对外发布公共卫生领域内的相关信息和数据的权利，与其他卫生部门一起参与决策，提高信息的时效性和有效性。

二是建立更完善的公共卫生应急体系和医疗物资战略储备管理体系。首先要建立健全制度，规范地对战略物资的储备、调动工作进行管理。其次要确保充足的储备，将相关的企业纳入到应急体系中管理，同时加大对企业的支持力度。

三是加强流行病学队伍的建设，一方面整合公共卫生、临床医学、传染病学等各学科的优秀人才资源，组建突发疫情快速反应"国家队"；另一方面加强各层次公卫专业人才的培养，并提高临床医务人员的公卫素养。

在美国，部分高校的公共卫生学院、美国CDC等机构共同成立了学术公共卫生实践联系委员会，委员会制定了"公共卫生专业人员核心能力"体系，为所有从事公共卫生的人员制定了8个领域的68种核心能力，这里的核心能力代表为充分提供"基本公共卫生服务"所必需的一系列个人技能。

建立公共卫生相关知识轮训制度，对临床医护人员、公共卫生从业者及相关管理人员，制定并贯彻落实公共卫生、预防医学、疾病防控等方面知识的定期轮训制度，确保公卫人才防疫抗疫的战斗力。同时，提供充足的经费支撑，持续保障公共卫生专业人才的待遇和地位，防止公卫人才的流失。

第三章

公共卫生规划管理

习近平总书记指出："现代化最重要的指标还是人民健康，这是人民幸福生活的基础。把这件事抓牢，人民至上、生命至上应该是全党全社会必须牢牢树立的一个理念。"习近平总书记强调将人民健康放在优先发展的战略位置，这体现了我国对人民健康的高度重视和承诺。为实现这一目标，我国采取了一系列措施：

优质医疗资源均衡布局。通过加强国家医学中心和区域医疗中心的建设，实现医疗资源的合理配置，使优质医疗资源不再集中于大城市，而能够辐射到更广泛的地区，提高人民就医的便利性和质量。

医联体和医共体建设。推动医疗机构之间的联合与合作，构建医联体和医共体，实现资源共享、协同发展，提高综合医疗服务能力。这将使人们在就医过程中能够享受到更加综合、连续和协同的医疗服务。

提升基层医疗机构服务能力。加强对基层医疗机构的支持和培养，提高其医疗技术水平和服务能力。这将使基层医疗机构能够更好地满足人民群众的基本医疗需求，减轻高级医疗机构的压力。

构建强大的公共卫生体系。加强公共卫生体系建设，包括疾病预防控制、突发公共卫生事件应对等方面，提高公共卫生应急能力和防控水平。这将有助于及时发现、报告和应对突发公共卫生事件，保障人民的身体健康和生命安全。

　　通过以上措施，我国致力于全方位、全周期地保障人民的健康。这不仅体现了以人民为中心的发展思想，也体现了对人民幸福生活的追求。通过不断增强人民群众的获得感、幸福感和安全感，我国将实现人民健康的全面发展。

第一节　当代公共卫生管理工具

公共卫生问题的本质是人的社会问题，而不仅仅是人得病的问题。单纯依靠医疗手段治病救人未必能够取得理想的效果，因为公共卫生问题的解决需要综合考虑社会因素和个人行为的影响。以新冠肺炎疫情为例，当时没有特效药和疫苗可用，因此采取了从社会面管控的角度加以遏制的措施。这包括限制人员流动、实施社交距离管控、推广个人防护措施等。这些措施的目的是通过规范约束人们的社会行为，减少病毒传播的机会，从而有效控制疫情的蔓延。

艾滋病防控也是类似的情况。艾滋病的传播与个体的行为习惯密切相关，因此采取行之有效的管控措施是非常重要的。这些措施包括推广安全性行为、加强性教育、提供艾滋病检测和治疗等。通过规范约束人们的行为，防止肆意放纵个体的欲望，可以有效降低艾滋病的传播风险。

解决公共卫生问题需要广泛动员和协同联动的社会参与。不同于传染性疾病，慢性非传染性疾病往往与个人的生活方式和行为习惯密切相关，并受到社会因素的影响。预防伤害也需要平衡好个人、他人和社会各方的协同联动关系。中国在社会面动员能力方面具有传统优势。例如，在建国初期，爱国卫生运动在抑制传染病流行方面发挥了重要作用。抗击"非典"和自然灾害后的防疫经验都是成功的范例，值得继续发扬。

然而，过去的历史时期受认知和条件的局限。当前，我国社会经济快速发展，迫切需要高质量公共卫生的支撑。在新时代，我们应该发扬传统优势，坚持共建共享、联防联控、群防群控的原则，吸纳各方积极因素，打破学科壁垒，激活生产生活一线的公共卫生实践活动，提升公共卫生决策的精准性。

一、公共卫生管理工具概述

所谓管理工具，是指能够实现管理职能、完成管理目标、保证管理活动顺利进行的措施、方式、手段等的统称。广义的管理工具，应包括管理方法和管理技术。所谓管理技术，主要是指管理工具中正在逐渐定量化的部分，它是管理活动的主体作用于管理活动客体的桥梁。

当代公共卫生管理工具是指在公共卫生领域应用的各种技术、方法和手段，用于监测、预防、控制和管理疾病，保障公众健康。这些工具可以包括信息技术、数据分析、传染病监测系统、传染病控制策略、疫苗接种管理系统、卫生检疫设备等。具体的公共卫生管理工具有：

传染病监测系统：包括疾病监测和报告系统，用于监测疾病的传播和暴发情况，并及时报告给卫生部门，以便采取相应的控制措施。

疫苗接种管理系统：用于管理疫苗接种的信息系统，包括疫苗库存管理、接种记录和提醒、疫苗安全监测等，以提高疫苗接种的覆盖率和效果。

信息系统与数据分析：利用信息技术和数据分析方法，对公共卫生数据进行收集、整理和分析，以便进行疫情监测、预测和预警。

卫生检疫设备：包括各种检测设备和技术，用于检测入境人员、货物和动植物等的健康状况和传染病风险，以防止疫情跨境传播。

传染病控制策略：包括流行病学调查、隔离措施、个人防护用品、卫生宣传等策略和方法，用于控制和预防传染病的传播。

公共卫生风险是现代社会普遍存在的客观现象。目前现代化工具的高效率和快节奏，如果这些风险失去有效的管控，可能会迅速演变为突发公共卫生事件，对正常社会秩序造成影响，甚至导致局部地区的混乱。因此，为了实现对公共卫生风险的高质量管控，我们需要从现代化治理的角度来探索解决方案。

我们拥有强大的国家作为支持，国家可以协调和调配各种资源，以高效协同的方式应对公共卫生风险。医学专业力量庞大且高效，具备系统化的建制、全面的门类和可靠的质量，致力于履行使命。人民群众是公共卫生风险管控中重要的力量，他们具有温和善良、勤劳勇敢的品质，能够服从指挥、全力配合。智库专家队伍在公共卫生领域拥有精湛的业务水平和高超的专业知识，并以忠诚尽责的态度为防控工作提供重要支持。指挥决策、后勤保障、战略支援等方面的力量也备受世界瞩目。

二、公共卫生管理中常用的管理方法与机制创新

（一）资料收集的方法

常用的收集资料的方法有文献法、观察法、访问法和试验法。可以根据研究的目的和研究对象的特点加以选择，但实际工作中各种方法往往交叉或结合使用。

1. 文献法

文献法是最基础、用途最广泛的资料收集方法。通常我们可以将文献分为未公开发表和公开发表两大类进行检索。未公开发表的文献主要有个人写的日记、文稿、笔记等，以及各单位内部文件、规章制度、统计报表、总结报告等。公开发表的文献包括各种类型的正式出版物和在互联网上发表的文献，是文献的主体，数量巨大。为准确全面地收集资料，可以采用按时间顺序或倒查的普查方法；也可以针对该学科发展较快、文献发表较多的发展特点，采取抽查的方法；还可以利用作者在文献末尾所附的参考文献目录进行追溯查找。

在收集文献资料的过程中，应该注意的事项有：应紧密围绕研究课题；在内容上应尽可能丰富；尽可能收集原始文献资料；注重对收集文献资料的鉴别与筛选；收集文献的态度要严肃，既不能断章取义，更不能肆意剽窃。

2. 观察法

在卫生管理研究中，观察法可以为研究者提供详细的第一手资料，可以对卫生管理领域的问题及现象有直接的感性认识。利用观察法还可以收集到其他方法很难获取的信息，特别是当研究者与被研究者无法进行语言交流或处于不同文化背景的情况下，常采用观察法。科学的观察必须符合以下要求：有明确的研究目的或假设；预先有一定的理论准备和比较系统的观察方法；由经过一定的专业训练的观察者用自己的感官及辅助工具进行观察，有针对性的了解正在发生、发展和变化的现象；有系统的观察记录；观察者对所观察的事实要有实质性、规律性

的解释。

3. 访问法

访问法，是通过询问的方式向访问对象了解情况，这是广泛应用的一种卫生管理研究资料收集的方法。根据不同的划分标准，访问法可分为不同的类型。

根据访问过程的控制程度分类，可分为结构式访问、非结构式访问和半结构式访问。结构式访问是指访问员事先按照统一设计的、有一定结构的问卷或调查表进行的访问。而非结构性访问是指没有事先统一的调查问卷或调查表，也不规定标准的访谈程序，由访问者与访问对象就一些问题自由交谈的一种访问方法。半结构式访问是介于结构式访问和非结构式访问之间的一种访问方法。其特点是：有调查问卷或调查表，具有结构式访问的演进和标准化题目，又给访问者留有较大的表达自己的观点和意见的空间。

根据访问对象的构成分类，可分为个体访问和集体访问。个体访问是指由访问者对受访者逐一进行的单独访问。集体访问，也称调查会、座谈会，由一名或数名访问人员邀请多人同时作为访问对象，通过集体座谈方式进行的访谈。常见的集体访问包括专家会议法、德尔菲法、头脑风暴法等。

（1）专家会议法

专家会议法是专家们运用自己的知识和经验，对调研主题进行分析和综合，从中找出规律并做出判断，然后对意见进行整理、归纳并得出结论。相比于个人判断，专家会议法具有以下优点：首先，专家会议能够提供更大量的信息，因为每个专家都能贡献自己的专业知识和经验，从多个角度对问题进行思考。其次，专家会议考虑的因素较多，因为每个专家都能提出不同的观点和考虑因素，这有助于综合各种因素进行综合分析。最后，专家会议能够提供更具体的解决方案，因为专家们可以在讨论过程中深入探讨各种可能的选择，并提出具体的建议。

然而，专家会议法也存在一些缺点。第一，专家代表的意见可能受到心理因素的影响。有时专家可能过分倚重权威或大多数人的意见，忽视了少数人的正确观点。第二，一些专家可能不愿意公开修正已经发表的意见，这可能导致错误的结论。另外，专家会议需要时间和资源，而且组织和管理会议也可能面临一些挑战。

（2）德尔菲法

德尔菲法是专家会议法的一种演变形式，最早由美国兰德公司于 1964 年首次用于技术预测。该方法通过匿名方式进行几轮咨询，征求专家们的意见，并将这些意见进行综合、整理和归纳，然后反馈给专家们进行分析和判断，进而提出新的论证。通过多轮反馈和讨论，德尔菲法的结果逐渐趋于一致。

使用德尔菲法的前提是成立一个领导小组，该小组负责确定讨论的主题，编制讨论主题的清单，选择合适的专家，并对讨论结果进行分析和处理。专家的数量通常在 10 到 50 人之间。如果人数太少，可能限制了学科代表性，缺乏权威性，从而影响了预测的准确性；而人数太多则会难以组织和处理结果，特别是在处理一些重大问题时，专家的人数可能扩大到 100 人以上。

（3）头脑风暴法

头脑风暴法是由美国创造学家亚历克斯·奥斯本于 1939 年首次提出、1953 年正式发表的一种激发性思维的方法。它可以分为直接头脑风暴法和质疑头脑风暴法。直接头脑风暴法旨在在专家群体决策中激发创造性思维，产生尽可能多的设想。而质疑头脑风暴法则是对这些设想和方案逐一进行质疑，分析其现实可行性。

头脑风暴法的参与人数一般为 5 到 10 人，其中包括一名主持人，主持人的角色是主持会议，而不对设想进行评论。会议的主题需要明确，并提前通知与会人员，以便他们做好准备。通常会有 1 到 2 名记录员，负责认真记录与会者提出的每一个设想。

在群体决策中，由于群体成员之间的相互作用和相互影响，往往会出现群体思维的情况。群体思维会削弱群体的批判精神和创造力，从而损害决策的质量。而头脑风暴法恰恰避免了这一点。它遵循的原则包括禁止批判和评论，鼓励设想的数量，鼓励巧妙地利用和改善他人的设想，保持与会人员的平等地位，提倡独立思考，提倡自由发言，以及强调小组利益而不是个人成绩。这样的原则可以确保个人的新观点不受多数人意见的阻碍，激发个人追求更多更好主意的动力。

（4）实验法

实验法是一种研究方法，通过实验者有目的、有意识地操纵或控制某些因素，然后观察所研究对象在这些因素影响下产生的效应，以建立变量之间的因果关系。在实验中，研究者可以操作自变量（独立变量）并观察因变量（依赖变量）的变化，从而推断出两者之间的因果关系。

实验法的核心是通过系统控制和操纵变量来研究其对结果的影响。通过进行实验，研究者可以获得对因果关系的更深入理解，并能够排除其他可能的解释或干扰变量的影响。这种方法通常涉及对实验组和对照组进行比较，以确定特定因素对结果的影响。

（二）公共卫生管理的机制创新

一是联防联控的综合协同机制。确保政府各部门、社会团体、高校科研机构和相关专业团队之间的紧密合作。这个机制应该包括政府的指挥决策体系和决策参谋体系，将各相关部门的领导和专家智库纳入其中，以实现对公共卫生风险的全方位掌控。同时，保持社会渠道的畅通也非常重要，利用社会力量传播准确的疫情信息，并组织动员社会力量采取科学的防控措施，自觉维护社会的安定和团结。

二是平战结合的常抓不懈机制。政府应将公共卫生议题纳入议事日程，并定期进行对风险的评估和对策的研究。政府的决策指挥和专业参谋团队应参与讨论并提出意见和建议。政府的决策指挥、专家参谋、专业处置、后勤保障和战略支撑系统应保持 24 小时待命状态，随时准备转入战时状态。专业处置力量和后勤保障体系应具备全天候快速反应的机动性，并且其信息化水平必须处于较为先进的状态。

三是实时动态的精准施策机制。利用信息化等技术手段，准确评估公共卫生风险并实时展示其动态变化。根据评估结果，采取精准的处置措施，并实时评估其效果，及时调整防控策略。同时，加强对未知和不确定性风险的研究，参考以往经验，制定实验性的对策方案，以备不时之需。通过这样的机制，可以提高防控的准确性和针对性，更好地应对公共卫生风险。

四是群防群控的社会动员机制。在精确防控公共卫生风险的过程中，需要科学有序地动员社会力量的参与。其中一个重要方面是进行信息公开工作，向公众传达相关风险信息，并根据他们的风险程度和健康状况进行有针对性的健康教育，引导他们采取积极的个性化健康防护措施。公众的遵循健康防护建议是风险防控最大的支持。

五是抓早抓小的激励约束机制。为了事先预防风险并采取适当措施，防微杜渐是最佳方法。为了将风险控制在较低水平，需要及时发现风险的先兆并迅速处理潜在的风险隐患，力争将疫情规模限制在市县范围内，以减少对社会的影响。为此，应建立完善的风险防控网络体系，在基层一线夯实防控力量。

六是开放创新的能力提升机制。加强政府决策层对公共卫生问题的敏感性和决断力，使其能够及时做出科学有效的决策。同时，公共卫生专家团队也需要具备全局观和综合性，能够深入了解各种公共卫生问题的相互关联和复杂性。其次，应加快新技术和新装备在公共卫生领域的应用和测试。尤其是信息技术和生物医学技术方面的创新成果，符合安全条件的应及时纳入使用，并不断提升公共卫生服务的科技含量。新技术的应用能够赋予公共卫生领域更强的攻防能力。公共卫生是一门既科学又艺术的领域。为了丰富公共卫生专业技术的社会影响力和活跃度，应以更开放的态度推动其发展。同时，要不断提升公共卫生专业人员的综合素质，吸引更多具备多领域背景的人才。公共卫生专业技术人员应获得更多成就感和社会认可，包括合理的收入，以激发他们的积极性。

七是高效有序的信息传导机制。在公共卫生领域，确保各级政府、不同部门、专业团队以及其他相关机构之间的信息互联互通和高效运转至关重要。为此，需要建立安全畅通的信息通道，以确保指挥决策的信息能够准确、快速地传达到指定区域和人员。同时，处置现场的数据和信息资料也需要能够快速准确地传送到指挥决策中心。此外，为了有效防控疫情，各种必要的信息资料应随时可获取。对于下达的指令，必须确保其被认真执行，并能够实时监控执行效果，并及时回传相关信息。在信息传递方面，传统的通道需要具备较高的安全性和稳定性，以防止信息被窃听、篡改，以及数据丢失和延迟的情况发生。

第二节　公共卫生管理规划概述

改革开放以来，得益于经济的迅速增长，我国整体的医疗卫生服务能力大幅度提升，让越来越多的人享受到了更高水平的医疗卫生服务。但不可否认的是，受多方面复杂因素影响，医疗卫生体系布局不合理、不均衡的问题还相当突出。与经济的快速增长和人民群众日益增长的医疗卫生服务需求相比，我国的卫生资源总量还不足；在层级布局方面，基层体系总体还比较薄弱，一些大医院则扩张过快；在区域布局方面，医疗卫生服务资源过分向大城市、东部发达地区集中，中西部地区、农村乃至部分中小城市则明显不足；卫生资源还过度集中于医疗领域，公共卫生以及康复、护理等服务能力还有比较大的欠缺。此外，一些医疗卫生机构定位不清，不同机构之间尚未实现有效的分工协作。

一、公共卫生规划的含义

规划是指在特定领域内综合考虑多个要素和各方意见，制定全面、长期的发展愿景和计划。卫生规划则是指制定卫生组织或系统进行某项卫生活动的目标和整体战略，设计全面的分层计划体系。它既包括具体的卫生目标，也包括实现这些目标的方法。卫生规划是对长期卫生发展战略方向、远期目标、主要步骤和重要措施的设想蓝图。

公共卫生管理规划是在考虑经济发展、人口结构、地理环境、卫生状况、人群需求等多个因素的基础上，确定特定区域卫生发展的方向、模式和目标，并合理配置和发展卫生资源，以及布局不同层次、功能和规模的卫生机构，以实现卫生供给与需求的平衡，推动区域整体的卫生发展。公共卫生管理规划是政府进行卫生事业发展宏观调控的主要手段，旨在满足该区域内所有居民的基本卫生服务需求。

理解卫生规划的含义，要把握以下五个方面：

（一）战略性

卫生规划相对来说时间较长，所要解决的问题是卫生系统的发展方向、目标、方针和政策的一种总体设想，因此，卫生规划具有战略性和全局性的特点，通过卫生规划，可以更好地促使卫生事业管理者展望未来、预见变化，从而制定适当的对策，减少外界环境变化对卫生事业发展的冲击。

（二）协调性

协调性包括两个层次的含义，一是指卫生规划的制定和实现是政府宏观调控的一个重要手段，需要社会多部门的协作；二是指卫生事业发展的目标必须与当地社会经济发展相适应，即各地的卫生规划必须符合本地区社会经济发展水平、卫生状况以及居民卫生服务需求的实际情况。因此，卫生行政部门在制定卫生规划时必须以国家和地方的社会经济发展规划和卫生政策为依据，结合当地实际情况来规划卫生事业发展。

（三）可持续性

可持续发展是人类对社会和经济发展的现代要求。在制定卫生规划时，可持续发展观念尤为重要。卫生规划应考虑当前和未来的卫生需求，不仅解决当前的卫生问题，还要预防卫生问题的再次出现。因此，卫生规划的制定和实施应建立起可持续发展的运行机制，以确保卫生事业能够持续、良性地发展。这意味着在卫生规划中要平衡卫生需求和资源分配，注重长期影响和卫生风险的预防，以及促进卫生服务的可及性、可负担性和质量的提升。通过这样的方式，来实现卫生系统的可持续发展，为人们提供持久、可靠的卫生保障。

（四）策略性

卫生事业的根本目的是增进人们的健康。任何国家或地区的卫生资源总是有限的，因此，通过卫生规划可以减少重复性和浪费性的卫生活动，使得卫生资源的利用更为合理和有效，减少浪费和冗余。

（五）系统观

卫生规划的制定需要体现系统的整体性、相关性、层次性和动态性。首先，卫生系统是社会系统的一个组成部分，与整个社会系统密不可分，而且与卫生系统内部的预防、医疗、保健、康复、健康教育等要素也是不可分割的，否则将导致其不完整。第二，预防、医疗、保健、康复、健康教育等卫生子系统并不是简单的累加，而是相互联系、相互制约的有机结合，并形成特有的效能，因此它们的功能远远超过各自为政、独立工作的功能。因此，在制定卫生规划时，首先要围绕社会发展总目标和当前卫生事业的发展目标，体现卫生系统具有整体性的特征，包括预防、医疗、保健、康复、健康教育等各要素的综合性；其次，各要素之间要结构合理，充分发挥系统各要素的功能，提高整体系统的效能。

卫生规划作为一种中长期计划，在不同的应用领域有不同的表现形式，可以是较大范围内整个社会卫生事业的发展规划，也可以是某个具体区域层面的区域卫生规划，也可以具体到某个机构或组织的卫生发展规划。具体可以分为卫生事业发展规划、区域卫生规划、疾病预防控制体系建设规划、妇幼保健事业发展规划、医疗机构设置规划、医院发展规划等。

二、公共卫生规划面临的挑战

新医改方案提出的一系列卫生政策在区域卫生规划的框架下，如果能够成功实施和落实，必将推动我国医药卫生体制改革的进程，并在一定程度上缓解"看病难、看病贵"的问题。然而，这些政策在实施和执行过程中也面临一些问题和障碍。

资源配置问题。在医院收入尚未保障的情况下，确保区域内医疗卫生资源的充分利用和优化配置可能会面临困难。如何平衡医院的经济利益和卫生资源的合理配置是一个需要重视的问题。

注册医师多点执业问题。如何促进注册医师的合理流动，鼓励城市大中型医院的医师到基层医疗机构服务，提升基层医疗机构的专业技术水平，是需要解决的挑战。此外，医师多点执业涉及多个方面的问题，如执业范围、职称资格、责任分担等，需要明确和规范。

公立医院与民营医院多元化办医格局问题。在多元办医格局下，如何保证医疗服务市场的公益性，以及民营医院的公益性是需要思考的问题。仅仅依靠公立医院在市场上的绝对多数可能无法确保服务市场的公益性，因此需要找到一种平衡点。

卫生主管部门的制约手段问题。卫生主管部门目前缺乏科学有效的制约手段，容易被利益集团以各种理由和借口绕过各种规章制度。在市场环境不断变化的情况下，确保政策的有效执行是具有挑战性的。制定更加明确、具有可操作性的制约手段是需要进一步考虑的问题。

三、进一步实施公共卫生规划的建议

（一）提高认识，理顺体制，实施属地管理

加强对区域卫生规划的宣传和教育，增强各级政府部门和社会各界的认识，打破陈旧的观念和地方保护主义的束缚。同时，改变卫生机构的等级观念，将区域卫生规划的落脚点真正放在保障人民群众的健康上。

（二）制定政策，明确职责，强化规范运行

建立与完善区域卫生规划相关的政策、措施和手段，明确各级政府部门的职责和责任。需要适当调整主体政策与相关政策、共性政策与个性政策、全局政策与局部政策、近期规划与远期规划之间的关系，确保政策的一致性和有效性。

（三）政府主导，合理补偿，优化资源配置

加强对区域卫生规划的监督和评价，建立健全相关的监管机制和评估体系。要求政府主导实施区域卫生规划，同时合理补偿医疗机构，优化卫生资源的配置，确保持续发展和公平性。

（四）以人为本，统筹城乡，保证持续发展

将人的健康放在首要位置，统筹城乡卫生资源的配置，满足人民群众的健康需求。要将区域卫生规划纳入国民经济和社会发展规划，以人的健康为中心，合理、公平、高效地配置卫生资源。

（五）强化调控，加强合作，进行科学评价

在市场经济条件下实施区域卫生规划，政府需要加强宏观调控，确保有效的资源配置。同时，要加强与各方的合作，共同推动区域卫生规划的实施，形成合力。

四、区域卫生规划的实施原则

实事求是。根据实际情况出发，与国民经济和社会发展水平相适应，确保规划的可行性和有效性。

合理配置。在规划过程中，要合理配置卫生资源，包括人力、设备、资金等，以满足城乡居民多层次的卫生服务需求。

政府与市场调节相结合。在卫生服务领域，政府与市场相结合原则得以应用。

改革创新。这包括打破行政隶属关系、所有制形式和管理类别的界限，对区域内的所有卫生资源实行全行业管理，促进卫生服务体系的协调运作。

突发公共卫生事件应急响应原则。建立健全的公共卫生服务体系和医疗救治体系，有效预防、及时控制和消除突发公共卫生事件的危害，保障公众的身体健康和生命安全，同时维护社会秩序的正常运行。

第三节 制定卫生规划原则和依据

一、制定公共卫生规划的指导思想

指导思想是在一项活动中在人脑中占有压倒性优势的想法，是工作的行动指南。所有具体工作都是以指导思想为依据开展的，可见指导思想的重要性。制定卫生规划的指导思想要体现以下几个方面：

（一）以大卫生观为指导

大卫生观是指把卫生放在经济和社会发展的大背景下加以审视，站在全社会系统的高度来认识和研究人民群众的卫生和健康问题。健康是经济社会发展的目标，卫生事业是全社会共同的事业，用这种观念和认识开展卫生规划工作，是卫生规划工作的进步，更是社会的进步。

（二）以主要卫生问题和人民健康需求为基础

随着社会经济的发展，我国影响人群健康的主要卫生问题已经发生了变化，传染性疾病发病率显著下降，慢性非传染性疾病成为影响人群健康的主要疾病类型。有关数据表明，到2020年我国居民因慢性病死亡的比例将上升到85%。同时，生活水平提高导致人民群众对医疗服务的需求也迅猛增长，这种健康需求的增长速度快于经济发展的增长速度，对卫生服务的需要和需求成为制定卫生规划的重要基础和依据。

（三）以社会经济发展和自然地理环境为条件

制定卫生规划要以当地的自然环境和政治经济环境为背景，不同的背景条件会对卫生规划的制定产生很大影响。卫生规划要与自然环境相适应，做到因地制宜，充分适应当地的环境，巧妙利用现有的条件。

（四）以提高人民群众健康水平为根本目标

任何卫生规划最终都要以提高人民群众的健康水平为根本目标，这是我国卫生事业发展的根本目标和出发点。

二、制定公共卫生规划的依据

在制定卫生规划的过程中要遵循的依据可以概括为以下六个方面：

国际卫生发展的最新理论与相关政策。例如：世界卫生组织制定的全球卫生发展目标和评价指标、其他国家的卫生规划相关政策等。

国内宏观发展政策和规划。例如：国家、省、市的"十三五"发展规划，与卫生相关行业的发展规划等。

国内卫生发展政策和规划。例如：国家、省、市的卫生事业发展规划，国家医改方案及相关配套文件等。

其他相关政策。例如：国家信息化发展战略、卫生信息发展战略等。

社会经济发展相关统计资料。例如：地区行政区划、自然资源、国民经济水平、人口、就业、固定资产投资、财政、价格指数、环境保护、教育、科技、文化、体育、社会保障等方面的内容，其中选择与卫生相关性较强的资料。

人口健康状况相关统计资料。例如：人群中性别、年龄、疾病的发病率、病死率、死亡率等疾病评价资料，婴儿死亡率、孕产妇死亡率、平均期望寿命等健康评价资料。

三、公共卫生规划管理的原则

一是强化区域卫生规划时，首要考虑的是确保科学性。科学性意味着基于科学数据和分析进行规划，考虑到人口规模、人口结构、人口分布、疾病模式和需求特点等因素。目标是使每个人都能享受到尽可能便捷的卫生服务，并提升卫生投入所带来的整体效益。在制定规划时，需要合理确定各级各类医疗卫生服务机构的位置、数量和规模等问题。在具体规划制订方面，必须严格遵循医疗卫生事业内在规律，认真借鉴国际经验。比如，整体服务能力一定要与经济发展水平相适应，可以适度超前，但绝非越多越强越好。各级各类医疗卫生机构，也需要根据服务范围及管理规律，确定合理的规模，并非越大越好。

二是为了完善区域卫生规划，必须建立灵活的调整机制。在中国，快速的城市化进程导致了大规模的人口流动，区域卫生规划必须充分考虑这一特点，并根据实际情况及时进行布局和结构的调整。同时，中国也正经历着快速的老龄化进程，这导致了疾病模式和服务需求的巨大变化。在制定区域卫生规划时，必须充分考虑这一特点，更加注重基层疾病预防和健康促进，加强康复和护理等服务，并完善服务模式。

三是在区域卫生规划中，严肃性是一个重要的方面。无论是公共卫生服务机构、医疗服务机构还是康复护理机构，无论是公立机构还是由社会力量举办的机构，都应该被纳入统一的区域卫生规划体系。在规划的各个环节中，包括举办地点、规模设置、设备配置和人员配备等，都必须遵守规划要求。当需要进行重大调整时，都应该经过系统科学的评估和审核。这种做法是世界各国特别是发达市场经济国家普遍采用的做法。

从我国现实的情况看，搞好公共卫生管理规划，还需要同步推进相关领域的配套改革与基础能力建设。比如，要尽快打破对医疗卫生机构条块分割的行政管理体制，真正以区域为基础制订和落实规划，不断增强管理能力；要进一步理顺中央与地方在规划制订、投入以及监督管理方面的责任关系；要进一步明确各级各类医疗卫生机构的定位，通过综合改革，强化不同类型机构之间的分工协作。此外，要充分利用现代信息技术手段，加强对规划执行状况的监管，推进公开透明。针对需求变化，及时调整完善规划。

四、公共卫生规划的任务

卫生规划的任务有3个方面，首先，卫生规划是一张未来发展蓝图，也是一套可行性方案。通过卫生规划可以让卫生管理者和公众明白，在未来一段时期内，卫生工作将要达到的目标和愿景。所以，卫生规划首先对未来即将达到的目标给予形象的描述。第二，卫生规划对实现蓝图所需要的方法、途径、资源、时间进度、涉及人员等问题予以回答，使目标的达成得以具体化和明确化。第三，卫生规划工作通过统筹规划和配置卫生资源，使卫生资源的供给能力与居民的卫生服务需求相适应，使供需之间处于平衡状态，资源得到有效利用。

五、公共卫生规划的意义

卫生事业科学发展的实现离不开公共卫生规划。公共卫生规划的合理性就是要通过卫生资源的科学配置，使之与经济社会发展水平、人民群众的健康需求相匹配，使规模和结构相互衔接，最大限度地提高资源利用效率，实现科学发展的目标，从而推动卫生事业的全面发展。

通过区域卫生规划的实施，可以有效缓解"看病难、看病贵"的问题。规划涉及卫生机构、床位、设备、人员、经费等卫生资源的合理配置。通过合理规划，可以成为解决"看病难、看病贵"问题的关键措施。有效的规划可以在卫生服务体系和体制机制改革中发挥重要作用，对缓解"看病难、看病贵"问题起到事半功倍的效果。

第四节 卫生规划制定程序

一、前期准备工作

（一）认识准备

相关人员尤其是领导层对卫生规划工作重要性的认识程度直接关系到规划编制和实施的质量。因此，首先应该做好对卫生管理领导层的思想认识进行提升。为什么要做卫生规划，卫生规划对卫生工作有什么样的影响，不做卫生规划而盲目开展卫生工作会带来什么后果，对这些问题的回答可以使决策者清醒而迅速地认识到卫生规划的重要性，从而减少开展卫生规划研究的阻力，甚至会增加开展卫生规划的动力。在思想上对卫生规划有了统一的认识，就可以保证规划的权威性，保证规划研究相关资料的获取，保证工作经费的落实，保证参加人员的积极性。总之，对领导层在思想认识层面的开发和提升是后续工作开展顺畅的重要保证。

（二）人员准备

卫生规划的编制组织是实现卫生规划目标的关键环节。根据卫生规划的特点，卫生规划编制组织应分为两个层次。

卫生规划的领导小组层面。该小组由区域内政府的主要领导以及发展改革委员会、财政、卫生和计生委等相关部门的领导和决策人员组成。领导小组的目的是确保卫生规划与国民经济和社会发展规划相衔接。他们在决策和领导层面上推动卫生规划的制定和执行。

卫生规划编制的工作班子层面。该班子负责具体的卫生规划编制工作。工作班子的人员配备和素质对规划的质量和效率有很大影响。工作班子应由多层次、多学科、多方面的人才组成，包括咨询、调研和信息资料处理等方面的人员。他们的专业知识和能力在规划的过程中起到关键作用。

（三）相关资料准备

各种必需的信息资料是制定卫生规划的基础，也是评价卫生规划实施效果的衡量标准。收集的信息资料必须正确、及时、完整和全面。

1. 资料收集途径与方法

（1）常规统计系统。在常规统计系统中能够收集到的数据均应从这些系统中获得。常规统计系统可以提供大量的信息资料，包括各种年鉴、统计年鉴、行业内的常规报表等。

（2）专题调查。对居民卫生服务需求、病种分类、疾病经济负担、卫生资源等这些在常规统计系统中无法得到的数据进行专题调查。使用设计的调查问卷在人群中按随机原则抽取样本进行抽样调查，对收集的问卷资料进行定量化的统计分析。

（3）查阅已有的研究成果。在进行数据分析、推论时，所使用的技术参数或参考标准等，可以通过查阅已有的研究成果。在众多查阅到的已有研究成果中要注意已有研究成果的科学性和与本研究的相关性，在进行筛选的过程中应尽量选择得到公认并在实践中得到证实和应用的成果数据或标准。

（4）资料收集方法。收集方法有小组讨论、深入访谈法、观察法等方法，如不同性别、年龄人群对卫生服务的需求和满意度调查等，在进行问卷调查收集定量资料的同时，还可以通过深入访谈法收集定性资料，了解调查人群在调查问卷中涉及问题之外的内容。定性调查是对定量调查的有益补充，可以获取直观的感性认识。

2. 资料收集内容

收集的资料包括：地区的自然和地理概况；社会经济概况；人口及健康状况；卫生资源概况；卫生服务利用状况；卫生需求状况等。

3. 需要注意的问题

在数据和信息资料的收集过程中一定要使信息收集人员首先对信息来源、数据计算方法、数据合理范围等有充分的认识，收集工作开始前做好相关的准备工作。在收集过程中首先对所收集到的信息资料进行审核，确定真实、准确、口径无误后，再进行后期的统计处理。

二、形势分析

形势分析是对卫生事业发展面临的宏观背景和社会特征做出判断。形势分析主要依靠信息的支持，卫生事业发展现状及其影响因素的信息内容主要包括：社会经济发展水平、自然生态环境、人口增长和年龄结构变化；居民健康模式转变和卫生服务需求；卫生资源配置和利用效率等多方面。

形势分析要从卫生服务供需双方入手，不仅要对卫生服务供方，包括医疗、预防、保健、康复等服务范围、水平、费用和利用效率，更主要的是对社会经济发展、卫生服务和其他有关因素导致居民健康、疾病模式的变化进行详尽分析。通过健康需求和服务供给之间，以及与其他地区之间的比较，找出存在的问题和差距。

三、问题诊断

通过形势分析，发现存在的问题，按照问题的严重性决定卫生规划要解决的主要问题，确定主要卫生问题应注意两个方面：

一方面是居民主要健康问题的现实严重性和可能危险性。世卫组织曾向全球发布健康公式，在所有影响健康的因素当中，生活方式是最有影响力，也最可被控制的因素。健康管理并不是只有患病人群才需要进行健康管理，那些糖尿病、高血压等慢性病患者同样需要，也包括一些亚健康群体。很多职场的中青年白领，长期处于紧张焦虑的状态中，心理压力和过度疲劳长期积压，很容易导致心理障碍，还会增加患有心脑血管等方面的健康风险。

另一方面是应对卫生资源的配置和利用情况加以评估，分析卫生资源配置与存在的卫生问题之间的关系，从而探讨优化卫生资源配置的途径和方法，以改善和提高卫生服务能力。卫生资源配置问题主要表现在以下四个方面：一是卫生资源配置的总量、结构、分布等是否与卫生服务的需要和需求相适应；二是卫生资源总量是否足够解决已有的健康问题；三是卫生资源是否存在过剩或短缺；四是解决目前卫生资源存在问题的关键点。

四、确定发展目标

（一）目标

目标是一种成果，是经过努力所希望达到的水平。确定目标就确定了努力的方向。

确定卫生规划的目标，就是在对自然生态环境、社会经济发展所面临的主要卫生问题等分析的基础上，按照既符合国家卫生工作方针和卫生事业发展总目标，又适应当地国民经济和社会发展的总体规划及居民对卫生服务需求的原则，正确处理历史与未来、内涵与外延、局部与整体、有利条件与制约因素、必要性与可能性、科学性与可行性的关系，因地制宜，量力而行。

（二）确定目标原则

1. 5W2H 原则

如何判断目标的好坏可以用 5W2H 原则，可以看目标是否能回答以下几个问题。

目的（why）——为什么要做？

内容（what）——要做什么？

人员（who）——谁来做？

地点（where）——在什么地方做？

时间（when）——什么时候完成？

方式（how）——怎样做？

经费预算（how much）——消耗多少资源？

2. 设定分目标

卫生规划的目标包括总目标和重点目标，这些目标还需进一步分解成具体的分目标，进而设定具体的指标。这种目标的层层分解，有利于使各层管理者明确自己的任务目标。目标的指标化可以提高可操作性，避免出现定性化目标的现象。在确定目标和具体指标上，常常采用问题排列法或德尔菲法。

（三）确定目标的要求

最终确定的目标要满足以下要求：

1. 可量化

确定目标应尽可能量化，用标准术语表达，使之便于进行效果间的横向和纵向比较。

2. 可行性

目标是在未来一定时期内应达到的标准，因此应在明确卫生改革与发展的总体方向和目标的同时，具有一定的挑战性和超前性，但重要的是要考虑目标是否能在规划期内实现，如果根本没有实现的可能性，则不符合实际。

3. 先进性

目标应充分体现国际和国家卫生发展的大方向和政策导向。

4. 全面性

目标的确定要覆盖主要的卫生问题。要分别确定居民健康水平目标和卫生资源合理配置目标。

五、拟定策略和措施

（一）目标差距分析

通过二次资料分析或现况调查对各指标的现况进行全面了解，进而运用差距分析法，分析目标指标值与现状之间的差距，是确立卫生规划实施战略的基础和前提。

（二）确立卫生规划重点

在制定卫生规划的过程中，可以根据卫生事业发展目标之间的逻辑关系，以及目标的重要程度、现实问题的严重程度和目标之间的差距大小，综合评估目标的优先顺序，确定卫生规划的战略重点。比如在制定针对主要健康问题的战略时要看是否能有效达到和影响目标人群；是否能够降低当前的疾病负担；是否具有更高的成本效益；是否在实施过程中具有更高的成功可能性；是否能够使大部分人口受益。

（三）制定卫生规划战略

确定战略的关键是设计标准明确和可行的策略。具体而言，应当包括以下几个方面的特点：

1. 对战略重点的影响因素、根源和作用机制有深刻的理解。

2. 对实现战略目标的主要障碍和约束条件非常清晰。

3. 具有严密的政策逻辑执行程序，以及监控、评价和反馈机制。

一份卫生规划方案框架应包括：自然环境和社会经济概况；卫生事业发展概况；卫生规划的指导思想与基本原则；存在的主要卫生问题；卫生规划发展目标；卫生规划策略与措施；卫生规划时间进度与消耗资源预算；卫生规划的监督与评价机制。

（四）卫生规划论证

卫生规划作为政府行为，在发布实施前需要组织相关人员对其科学性、可行性、规范性进行充分论证，如果尚有不完善之处还需要根据提出的论证意见对规划方案进行修改和完善。经可行性论证确认后，卫生规划正式报政府或人大常委会进行审核，批准后颁布实施。

（五）卫生规划实施

一是要广泛宣传卫生规划的思想，特别是对各级领导和各个管理部门。通过多种形式的宣传，解放思想、更新观念、排除阻力、达成共识。二是要形成良好的协作参与机制。卫生规划是一项协作性要求很高的战略，如环境卫生，水、粪便及垃圾的管理，需要环卫、环保部门参与；精神病、伤残人的保健服务需要民政部门的协作；健康教育需要文化、教育等部门的配合。

在实施过程中，必须明确各部门的任务和职责，并加强考核。同时，卫生规划的科学性、可行性与适宜性只有在实施中才能得以检验，并不断修正、补充和完善。

六、监督

在卫生规划实施的过程中，卫生行政部门要组织专家对规划的实施进行监督和检查。制定监督和检查的内容、方法、时间、负责人和责任人。卫生规划作为经政府或人民代表大会审议通过的有约束力的法规，应规定规划的法律效力和违反规划的处罚办法。据此对规划实施的进度、目标与指标的完成状况、对策与措施的落实程度等进行监督和检查，对未达到规划规定要求或违反规定的部门采取必要的处罚措施。

（一）形势分析

"十四五"规划中包括了医疗卫生服务体系面临经济社会、政府投入、人口总量及结构、医保、重大突发性公共卫生事件等发生的变化，卫生健康规划的形势分析应在此基础上，分析这些变化对居民需求带来的影响，同时要注意这种外部形势也会给服务体系外部治理方式、资源调整等带来相应的影响。

（二）主要问题

根据规划形势分析，明确出医疗卫生服务体系规划核心解决的问题，这些问题是从居民需求的角度来分析医疗服务体系，基于居民需求与卫生服务体系对比分析总结出的存在问题。比如，资源总量是否够用？居民主要健康问题的专科资源数量是否得到满足？还有诸如体系的效率和资源质量等方面的问题。

（三）发展思路

在确定县域卫生事业的发展思路和战略定位后，分析医疗卫生服务体系的现状和医疗服务体系的面临的主要问题及问题的严重性。在此基础上，明确出未来资源发展的方向，是偏向总量方面还是结构、资源配置方面，是追求更为公平还是更加侧重效率。每一个规划都应有明确的中心目标和分解的目标体系。医院医疗服务规划的目标可以是更好地恢复病人健康。疾病预防控制服务规划的中心目标是预防和控制疾病。长期以来，目标设定遵循自上而下的原则。一个好的目标应至少包含以下几个方面：要做什么（what）？谁来做（who）？在什么地方做（where）？什么时候完成（when）？做到什么程度（how many，how much）？

（四）重大项目

在规划发展思路的基础上，明确实现规划目标的重大项目及实现路径。重大项目的设计与规划目标紧密相连，同时要体现出规划的发展思路。比如，围绕着提高县域居民健康水平，可以从以下几个方面确定项目：

一是公共卫生服务提升项目；

二是重大突发公共卫生事件下卫生体系应急能力建设项目；

三是重点人群的健康提升重大项目；

四是医疗服务能力救治能力提升项目；

五是基层卫生人力资源能力提升项目；

六是加大信息化建设项目等等。

（五）实施评价

最后流程是规划的实施评价，就是通过规划评价促进规划更好的实施，从而为下一期规划的制定奠定基础。规划的实施评价也成为下一阶段规划制定的前提和基础。

第四章

公共卫生管理体制与运行机制

卫生管理体制是卫生事业的核心，对卫生工作的绩效产生直接影响。了解我国现行卫生管理体制及其变革对于卫生管理工作者来说至关重要，因为这样可以有针对性地开展管理工作，以实现更好的卫生管理成果。

卫生管理体制包括了卫生事业组织的结构和职责分工等方面。通过了解卫生管理体制，管理工作者可以清楚地了解卫生事业的组织架构、各级卫生机构的职责和权限，并明确各个层级之间的关系和协作方式。这样，管理工作者可以更好地理解卫生事业的运行机制，合理安排资源和人力，提高工作效率和工作质量。

随着社会发展和卫生需求的变化，卫生管理体制也需要不断调整和改革。通过了解变革的方向和目标，管理工作者可以及时跟进和适应调整，引导卫生机构和团队朝着更加有效和创新的方向发展。这也有助于管理工作者抓住变革机遇，推动卫生事业的健康发展。

因此，作为卫生管理工作者，了解我国现行卫生管理体制及其变革对于有效管理卫生工作至关重要。这将为管理工作者提供必要的指导和方向，使其能够有针对性地制定管理策略，推动卫生事业的高效运行和持续改进。

第一节　公共卫生管理体制概述

一、卫生管理体制的含义

卫生管理体制指的是一个国家或地区在卫生领域中的组织结构和管理机制。它涉及卫生部门、政府机构、医疗机构、专业团体以及相关利益相关者之间的关系和职责划分。

卫生管理体制的含义可以从以下几个方面来理解：

组织结构。卫生管理体制涉及卫生部门、政府机构、医疗机构等各个组织之间的关系和层级结构，它确定了卫生管理的决策层级、指挥体系和责任划分，确保卫生工作的有序进行。

管理机制。卫生管理体制包括制定和实施卫生政策、规划和监管卫生服务、资源配置和协调等一系列管理机制。这些机制涉及卫生资源的分配、人员培训、质量控制、监测评估等方面，旨在提高卫生服务的效率、质量和公平性。

合作与协调。卫生管理体制强调各个卫生部门、机构和利益相关者之间的合作与协调。这包括政府部门间的协作、与医疗机构和专业团体的合作、与社区组织和国际组织的合作等，以实现卫生工作的整体性和综合性。

监督与评估。卫生管理体制需要设立监督机构和评估机制，对卫生服务的提供和卫生管理的执行进行监督和评估。这有助于确保卫生工作的合规性、质量和效果，并及时纠正问题和改进工作。

卫生管理体制的健全与有效对于保障公众健康和提供优质卫生服务至关重要。一个良好的卫生管理体制能够促进卫生资源的合理配置、协调卫生服务的提供、加强卫生政策的制定和执行，提高卫生服务的质量和可及性，应对突发公共卫生事件，推动卫生领域的发展和进步。

二、公共卫生管理体制的必要性

一是公共卫生管理体制能够建立有效的疾病预防和控制机制。通过监测疾病的发生和传播情况，及时采取预防和控制措施，可以有效减少疾病的发生和传播，保障公众的健康和安全。

二是公共卫生管理体制有助于实现卫生资源的合理配置和优化利用。通过制定卫生政策、规划和管理卫生资源，可以确保公众能够获得适宜的卫生服务和医疗资源，提高卫生服务的可及性和公平性。

三是公共卫生管理体制在应对突发公共卫生事件方面起着重要作用。它能够建立健全的应急响应机制，组织协调各部门和机构的合作，迅速采取措施应对疫情、自然灾害或其他突发卫生事件，降低疫情传播风险和危害。

四是公共卫生管理体制可促进健康促进和疾病防治工作的开展。通过开展健康教育、宣传和预防活动，提升公众对健康的认知和健康行为，预防慢性病和其他可预防疾病的发生，降低疾病的负担。

五是跨部门合作与合理协调。公共卫生管理体制促进了不同部门、机构和利益相关者之间的合作与协调。卫生部门、政府机构、医疗机构、学术机构、社区组织等各方的合作，能够形成合力，共同应对公共卫生挑战，提高卫生管理的综合性和效果性。

通过建立健全的公共卫生管理体制，可以提高公众健康水平，减少疾病负担，保障公众的健康权益。公共卫生管理体制的必要性在于提供科学决策、资源配置、应急响应和协调合作的机制，以应对不断变化的公共卫生挑战。

三、我国卫生管理体制的变化

改革开放以来，我国卫生体制发生了五大变化：

一是传统的卫生体制注重以治病救人为宗旨，不重视成本核算和市场需求。而经过改革，卫生领域逐渐实现了事业化与经济化的结合，将卫生作为服务业的一部分，注重创造价值、开拓市场，并考虑社会责任。

二是传统体制下，卫生资源由政府安排和配置。随着社会的发展，卫生资源不足与浪费并存的问题凸显出来。现在的卫生体制中，国家通过指导和政策引导，与市场机制相结合，进行资源的配置和调节，以满足人民对医疗卫生服务的需求。

三是过去医院主要由国家所有，私营医院较少。现在，卫生机构的所有制发生了变化，公有制成为主导，并出现了股份制、股份合作制、中外合资等多种所有制形式。企业医院也向社会化服务方向发展，独立生存和发展。

四是卫生管理由行政化向按经营性质分类进行依法行政管理转化。在改革开放后的建设中，卫生体系逐渐形成了符合社会主义市场经济体制要求的基本框架。卫生机构的管理越来越倾向于企业化管理方式，加强成本管理和竞争意识，并进行内部管理制度的改革。同时，建立了卫生服务体系和医疗保障体系，加强管理目标的确定和对人才的管理。

五是经费的来源由国家包干的供给制向多方共同出资模式转化。在改革开放以来，卫生经费的筹资方式发生了显著变化。过去，卫生经费主要依赖于政府的投资，而现在卫生经费的筹资则涉及各级政府、不同部门、行业、社会团体以及个人的多方共同出资。在过去，卫生经费主要通过政府的财政拨款来提供。政府承担了医疗机构的建设、运营和基本医疗服务的经费支持。然而，随着改革的推进，卫生经费筹资的方式发生了转变。现在，卫生经费的来源更加多元化，包括政府补助、医疗服务收费以及药品销售差价收入等多个方面。

四、我国公共卫生管理体制存在的问题

确保公共卫生状况良好对于社会的可持续发展至关重要。公共卫生事业的关键在于预防和控制疾病的传播，保障人民的健康和生命安全。然而，由于财政限制和资源短缺，一些地方在公共卫生工作方面面临挑战。这也部分归因于公共卫生工作的特殊性，其成果往往不太直接可见，导致一些人对其重要性缺乏足够认识。

此外，个人和团体的利益驱动也对公共卫生管理体制改革构成了阻力。一些

人可能更关注个人利益而忽视公共利益，导致公共卫生工作的推进受到阻碍。缺乏对公共卫生工作重要性的认知，以及对从事公共卫生工作的价值的低估，进一步制约了公共卫生管理体制改革的步伐。

我国公共卫生管理体制存在以下问题：

部门职责分割。我国公共卫生管理涉及多个部门和机构，存在部门职责划分不清、协调不足的问题。不同部门之间的合作与协调需要进一步加强，以确保卫生工作的整体性和综合性。

信息共享和沟通不畅。公共卫生管理中信息共享和沟通渠道存在不畅的问题，卫生数据和信息的共享不够及时和准确，影响了卫生事件的监测、预警和应对能力。同时，政府与公众之间的信息沟通也需要加强，以提高公众对卫生问题的认知和理解。

应急响应机制不完善。尽管我国在应对突发公共卫生事件方面有一定经验，但应急响应机制仍然存在一些问题。例如，应急预案的制定和更新需要更加及时和全面，应急资源的调配和协调需要进一步完善，应急演练和培训的覆盖范围和质量也可以提高。

基层卫生服务能力不足。在我国的公共卫生管理体制中，基层卫生服务能力的建设仍然面临挑战。一些基层卫生机构设备和人员不足，服务质量有待提高。此外，基层卫生人员的培训和职业发展机会也需要进一步加强。

预防与健康促进不足。公共卫生管理过程中，重视疾病治疗而忽视了疾病预防和健康促进的问题。加强疾病预防、健康教育和宣传工作的投入，提高公众对健康的认知和自我保护能力，是一个亟待解决的问题。

公共卫生是一项与人民群众切身利益相关的重要工作。政府和卫生行政部门应当认识到其工作的重要性，并采取积极的态度，加强卫生执法和管理工作。同时，应当加大财政投入，确保公共卫生工作得到充分支持和发展。此外，还需要提高公众对公共卫生的认知和参与度，形成全社会共同关注和行动的良好氛围，共同促进公共卫生事业的发展和人民群众健康的保障。

第二节　医疗机构公共卫生组织架构

一、卫生行政组织

（一）卫生行政组织的含义

卫生行政组织是负责卫生工作并行使国家权力的政府机构。它的主要职责是执行国家卫生方针政策，对卫生事业进行管理。卫生行政组织是一个具有层级和分工的组织，通过职权和责任的分配来实现其职能。在这个组织中，公务人员以集体意识为指导，协同合作，共同推动卫生工作的开展。

（二）卫生行政机构

在中国，卫生行政组织按行政区划划分为中央、省级、市级和县级四个级别。以下是各级行政组织的简要描述：

中央级别：中华人民共和国国家卫生健康委员会（国家卫健委）是最高的卫生行政机关，负责实施党和政府的卫生健康政策，并管理全国和地方的卫生健康事业。

国家卫生健康委员会（National Health Commission，NHC）是中国的最高卫生行政机构，负责卫生健康工作的全面规划、协调和监督。它的职责包括卫生政策制定、卫生资源配置、卫生法律法规的制定与执行、疾病预防控制、医疗质量管理、药品监管等。

省级别：省（自治区、直辖市）卫生厅（局）在地方人民政府的领导下，负责本地区的卫生健康工作，受到国家卫健委的指导。省级卫健委（局）下设各相关处室，负责本地区的卫生健康事务管理工作。民族自治地方会根据当地实际情况，自主地管理本地的卫生健康事务。

市级别：市卫生健康委员会在地方人民政府的直接领导下，在省级卫健委的业务指导下，负责本辖区内的卫生健康事务行政管理工作。市级卫健委的科室与省级卫健委相对应。

县级别：县（旗）、县级市、市辖区级别是县级卫健委，它在地方人民政府的领导下，在上级卫生行政部门的业务指导下，根据本地的卫生健康事业状况，开展各项卫生健康事务管理工作。县级卫健委的科室基本上与上级卫生行政部门相对应。

（三）卫生行政组织的基本职能

卫生政策制定。卫生行政组织负责制定和完善卫生政策，包括卫生健康发展规划、卫生法律法规、卫生标准和指南等。这些政策的制定旨在指导和规范卫生健康工作，促进公众健康和医疗服务的质量与安全。

卫生资源管理。卫生行政组织负责卫生资源的配置和管理，包括卫生机构、医务人员、卫生设备、药品和疫苗等。它们通过对卫生资源的规划、分配和监管，确保公众能够获得适宜的卫生服务和医疗资源。

卫生监督与管理。卫生行政组织负责监督和管理卫生服务的质量、安全和合规性。它们对医疗机构和卫生专业人员进行注册、执业许可和监督，确保医疗机构和人员符合规范要求，提供安全有效的医疗服务。

疾病预防与控制。卫生行政组织在疾病预防与控制方面发挥重要作用。它们负责监测、预警和控制传染病和慢性病的流行情况，组织和推动疫苗接种、流行病调查、疾病防控措施的实施，以保障公众的健康和安全。

健康促进与教育。卫生行政组织负责开展健康促进和教育工作，提高公众对健康的认知和健康行为。它们组织开展健康宣传活动、健康教育培训、慢性病预防和控制等，促进公众健康意识的提升。

应急响应与灾害管理。卫生行政组织负责组织和协调突发公共卫生事件的应急响应和灾害管理工作。它们制定应急预案、组织应急演练、调配应急资源，以确保在突发公共卫生事件和灾害发生时能够迅速、有效地应对和管理。

（四）卫生行政组织的特征

权威性。卫生行政机关代表国家行使卫生监督管理职能，具备国家政权的严肃性和权威性。其拥有制定管理法规、做出决策、制定计划和采取措施的权力，对卫生事务具有普遍的约束性和强制性。

服务性。卫生行政机关是为国家、社会和人民服务的。其行为必须反映和服务于经济基础，以为人民健康服务为出发点和归宿。卫生行政机关通过提供优质的卫生服务，为人民的健康和社会发展作出贡献。

系统性。卫生行政管理组织是一个层次多样、结构复杂的社会管理系统。它由不同层次、不同地域、不同管理程度的组织机构组成，形成一个内在有机统一的行政组织系统，实现行政权责的分配和协调。

动态性。卫生行政机构是特定历史和社会条件下的产物。随着历史的推进和社会条件的变化，卫生行政组织需要进行相应的改革和调整，以适应时代的发展和政府管理的需求。

法律性。卫生行政机构在建立和完善社会主义市场经济制度的进程中，依法制定和执行卫生事业管理的法律法规和规章制度。同时，卫生行政部门代表国家行使监督管理职能，必须依法行事，确保管理工作的合法性和规范性。

二、医疗卫生服务组织

卫生服务组织的目标是为社会提供全面、高质量的医疗卫生服务，促进人民健康和社会发展。它们在保障人民健康、防治疾病、提高医疗水平和推动医学科学进步等方面发挥着重要作用。

（一）医疗卫生服务组织结构

医疗卫生服务组织结构是由垂直系统和水平系统构成的。

垂直系统有医疗卫生保健服务专业职能分系统、保障职能分系统、财务职能分系统、人事职能分系统等。因为各自为本位目标和利益工作，所以必须协调好他们之间的关系。垂直系统中的各个职能分系统在实施自身职责时，可能存在各自为本位的目标和利益。因此，需要进行协调与合作，确保各个分系统之间的良好关系，以实现整体工作的协同与高效。

水平系统有高级、中级和基层三个层次，各负责本层次的水平协调和控制工作。水平系统的各个层次负责本层次的水平协调和控制工作，确保医疗卫生服务的顺利开展和良好的运行。

（二）医疗卫生服务机构的种类

医疗机构是专门提供疾病诊断、治疗和健康服务的卫生事业单位，旨在拯救生命、预防疾病、治愈病痛，并为公民提供健康服务。医疗机构包括医院、卫生院、门诊部、诊所、卫生所（室）和急救站等不同类型的机构。

1. 卫生防疫机构

爱国卫生运动委员会系统。负责发起和组织卫生健康宣传和教育活动的机构。它的目标是提高公众的卫生意识和健康素养，推动社会各界参与到卫生防疫工作中来。该系统通过组织各类宣传活动、开展健康教育，以及协调社会资源，促进公众的健康行为和生活方式的改善。

地方病防治管理系统。致力于预防和控制特定地区的地方病，如血吸虫病、疟疾等。它负责制定地方病的防控策略和措施，组织疫情监测和调查，推广防治技术和方法，以及提供相关的医疗服务。通过该系统的工作，可以有效预防和控制地方病在特定地区的传播和流行。

卫生防疫管理系统。负责全面协调和管理卫生防疫工作的机构。它的职责包括制定卫生防疫政策和法规，组织疫情监测和预警，调配防疫资源，指导和监督各级卫生防疫机构的工作，以及应对突发公共卫生事件等。该系统通过对卫生防疫工作的整体规划和管理，保障了卫生防疫工作的高效运行和协同合作。

2. 妇幼保健机构

妇幼保健机构是指专门提供妇女和儿童健康服务的卫生机构，包括妇幼保健院（所、站）、妇产科医院和儿童医院等。地级市及以上的妇幼保健机构通常设有门诊和床位（或仅设门诊）。这些机构提供全面的妇幼保健服务，包括孕前保健、产前产后护理、妇科疾病诊治、儿科疾病诊治等。

县级的妇幼保健机构有三种形式：院、所、站。妇幼保健院是指设置了床位和门诊的机构，可以提供住院治疗和门诊服务，包括观察床位在内。妇幼保健所是指不设床位但开展门诊业务的机构，通常提供妇幼保健的基本医疗服务，但没有住院治疗的能力（有时可以设立不超过 5 张的观察床位）。妇幼保健站是指在基层开展业务技术指导的机构，不设床位，也不开展门诊，主要为社区提供妇幼保健的指导和服务。这些妇幼保健机构在不同层级提供了不同水平的妇幼保健服务，从综合医疗到基层指导，以满足妇女和儿童在不同阶段的健康需求。

3. 医学科学研究机构

除了中国医学科学院、中国预防医学科学院和中国中医科学院等国家级医学研究机构外，各省、市、自治区也建立了医学科学分院和各类研究所。此外，许多医学院校和医疗卫生机构还设有医学研究院或研究室。

此外，除了上述提到的机构，还存在其他卫生组织机构，如军队卫生组织。军队卫生组织是负责军队内部医疗卫生事务的机构，包括军事医学研究院、军医大学等。这些机构致力于为军队人员提供医疗保健服务，并开展与军事医学相关的研究工作。

军队卫生组织在军队内部承担着维护军队人员健康、保障军事行动能力的重要任务。它们在医疗救治、疾病防控、伤残康复、医学科研等方面发挥着重要作用，为军队部队的战斗力和士兵的身体健康提供支持。

第三节　公共卫生管理体制与运行机制

一、公共卫生管理体制改革

自从 1997 年中共中央和国务院发布并实施了《关于卫生改革与发展的决定》和《关于建立城镇职工基本医疗保险制度的决定》以来，卫生管理体制改革一直在不断进行。同时，国家还进行了宏观体制改革，包括政府机构改革、税收政策改革和建立公共财政体系等。这些综合改革措施推动了卫生管理体制改革向更深层次发展。

这些改革措施对卫生管理体制产生了积极影响。首先，卫生改革决定的出台，为卫生领域的改革指明了方向和目标。其次，建立城镇职工基本医疗保险制度的决定，为城镇职工提供了基本医疗保障，促进了医疗服务的普惠性和可及性。此外，政府机构改革、税收政策改革和公共财政建立等措施，为卫生管理体制提供了良好的制度环境和资源保障。

（一）卫生管理体制改革的目标

明确政府职责、实现职能转变。明确政府在卫生管理中的职责，实现政府与市场的分离，将政府的主要角色转变为卫生政策制定、规划指导、监督管理等方面，以更好地适应市场经济的运行规律。

建立符合市场经济和人民健康需求的卫生服务体系。构建综合性、分级负责、连续性的卫生服务体系，以满足不同层次、不同地区人民的卫生服务需求，提高卫生资源的配置效率和服务质量。

建立权责明晰、富有活力的医疗机构管理体制。通过改革，使医疗机构成为具有独立法人实体的自主管理、自我发展和自我约束的组织，建立灵活高效的管理机制，推动医疗机构提高服务质量和管理水平。

通过上述改革措施，卫生管理体制朝着更加市场化、精细化和规范化的方向发展，以提高卫生资源的配置效率，优化医疗服务结构，保障人民的健康权益，并促进卫生行业的健康发展。

（二）卫生管理体制改革的原则

为了加强监管，实现卫生体制的改革，可以采取以下措施：

政事分开，加强监管。通过明确卫生行政监督管理与卫生技术服务职责的划分，建立专门的卫生监督队伍，将原本分散在各事业单位的监督管理职能整合到卫生监督所，实现法制化的卫生监督工作。

全行业管理。在全行业范围内进行管理改革，取消医疗机构的行政隶属关系和所有制界限，完善相关规章制度，健全医疗服务技术规范。优化卫生监督体制，依法行使卫生行政监督职责，加强宏观管理。

提供优质高效的服务。改革的目标是为居民提供安全、有效、优质、快捷、方便和经济的卫生服务，确保疾病的治疗、预防和控制，维护公共卫生秩序，保护人民的健康利益。

适应市场经济体制。卫生改革要适应社会主义市场经济体制，引入市场经济条件下行之有效的竞争机制、价格机制、用人机制等，促进卫生事业健康发展。

总体规划、分步进行。卫生体制改革是一个复杂的系统工程，需要进行整体规划，分阶段进行，逐步实施。改革涉及不仅卫生系统内部的全面改革，还涉及与卫生系统直接或间接相关的其他系统和部门，如财政、计划、价格、民政、社会保障等。

（三）卫生管理体制改革的领域

行政管理体制改革在医疗卫生领域主要体现在以下 3 个方面：

首先是准入制度的建立和完善。建立严格的准入制度，包括医疗卫生机构、从业人员、医疗卫生技术应用和大型医疗技术设备的准入条件。这样可以严格控制医疗卫生行业的准入，确保从业机构和人员具备必要的能力和条件，以提供高质量、安全的医疗服务。

其次是规章制度和技术规范的完善。完善医疗服务的规章制度和技术规范，为从业机构和从业人员提供明确的法律依据和操作规范。通过建立健全的制度和规范，可以规范医疗行业的运作，保障患者的权益，提高医疗服务的质量和安全水平。

第三是加强监督管理。建立专门的卫生监督管理组织和队伍，如卫生监督所等，通过法律、行政和经济等手段加强宏观管理和监督。这样可以保护守法者的权益，惩处和监督违法行为，确保医疗卫生行业的规范运行，提高行业监管的效果。

（四）卫生管理体制改革的主要内容

医疗服务体制改革。医疗服务体制改革的核心是建立新的医疗机构分类管理制度，打破医疗机构之间的行政隶属关系和所有制界限，以实现医疗服务体系的合理分工。这包括社区卫生服务、综合医院和专科医院等不同级别和类型的医疗机构。

为实现方便、优质的基层医疗服务的目标，建立规范的社区卫生服务机构和双向转诊制度至关重要。社区卫生服务机构可以满足居民日常医疗保健需求，与大医院形成分工协作关系。患者可以根据病情需要在社区卫生院和综合医院、专科医院之间转诊，以获得更全面和专业的诊治。这不仅深化了医改，也是建立适应市场经济的城市卫生服务体系的基础。它满足了职工基本医疗保险的需求，有利于提高人民健康水平，也是加强社会主义精神文明建设的重要途径。

预防保健体制改革。改革开放以后，我国人民生活显著改善，社会治理明显改进。同时，随着时代发展和社会进步，人民对美好生活的向往更加强烈，对民主、法治、公平、正义、安全、环境等方面的要求日益增长。党中央强调，人民对美好生活的向往就是我们的奋斗目标，增进民生福祉是我们坚持立党为公、执政为民的本质要求，让老百姓过上好日子是我们一切工作的出发点和落脚点，补齐民生保障短板、解决好人民群众急难愁盼问题是社会建设的紧迫任务。必须以保障和改善民生为重点加强社会建设，尽力而为、量力而行，一件事情接着一件事情办，一年接着一年干，在幼有所育、学有所教、劳有所得、病有所医、老有所养、住有所居、弱有所扶上持续用力，加强和创新社会治理，使人民获得感、幸福感、安全感更加充实、更有保障、更可持续。

卫生监督体制改革。在医疗服务体制改革中，原有的卫生事业单位如卫生防疫站、保健所等承担的卫生监督职能将被整合起来，通过适当的精简、归并和调整，组建卫生监督所，以专职方式承担卫生监督任务。这样可以将分散的、多头的监管机构整合成统一的监管机构。卫生监督所是由同级卫生行政部门在其辖区内组建的执行机构，依照法律和法规行使卫生监督职责。卫生监督的重点是保障各种社会活动中的正常卫生秩序，预防和控制疾病的发生和流行，保护公民的健康权益。卫生监督的管理范围包括卫生许可管理，对各级各类卫生机构、个体诊所和采供血机构的监督管理，以及对卫生专业人员进行执业许可和健康许可等。这些改革措施旨在整合卫生监督职能，加强卫生监管的有效性和统一性。通过组建卫生监督所，可以提高卫生监督工作的专业性和协同性，更好地保障公众的卫生健康权益。卫生监督所的设立将有助于规范卫生机构和从业人员的行为，提高医疗服务的质量和安全水平，防控疾病的发生和传播，维护公共卫生秩序。

其他卫生体制改革。在医疗服务体制改革中，药品监督管理的药政和药检职能由卫生部门转交给了国家食品药品监督管理总局。国境卫生检疫和进口食品口岸卫生监督检验职能则交给了国家出入境检验检疫局。国家出入境检验检疫局负责口岸检疫传染病和监测传染病名录的制订和调整。然而，国境卫生检疫法律法规的拟定和检验、监测传染病名录的发布仍由卫生部负责。医疗保险职能交给了劳动和社会保障部。卫生建设项目的具体实施、质量控制规范的认证、教材编写、专业培训和考试、卫生机构、科研成果、相关产品的评审等辅助性、技术性和服务性的具体工作则交给相关事业单位和社会团体。卫生学校的管理逐步转交给教育部门，一些地方已经对医学院校和其他类型的院校进行了重组。

二、公共卫生运行机制改革

（一）转变医疗机构的运行机制

扩大公立医疗机构的运营自主权，使其能够自主管理。建立健全内部的激励机制和约束机制，以激发医疗机构的积极性和创造力。逐步实施医院后勤服务的社会化，将那些社会可以有效提供的后勤保障逐渐交给社会承担。通过医院之间的合作和联合，组建社会化的后勤服务集团。在人员编制和岗位安排方面，根据精简和提高效能的原则，制定岗位需求并公开岗位标准。鼓励员工之间的竞争，实行双向选择，逐级聘用并与员工签订合同。

（二）完善卫生管理运行机制，保障医药卫生体系有效规范运转

在医药卫生领域，将进一步改进管理、运营、投资、定价和监管的制度机制，同时加强科技创新、人才培养、信息化建设和法律法规建设，以确保医药卫生体系有效、规范地运行，并建立高效、规范的医药卫生机构运行机制。

1. 转变基层医疗卫生机构运行机制

在组织城市社区卫生服务中心（站）和乡镇卫生院等基层医疗卫生机构时，政府应明确它们的服务职能，规定使用适宜的技术、设备和基本药物，并以低成本为广大群众提供服务，确保其公益性质。同时，政府应严格核定机构的人员编制，并采用人员聘用制，在人力资源管理制度中建立招聘和解雇人员的机制，以激励员工的有效表现。此外，还应明确机构的收支范围和标准，实行核定任务、核定收支、绩效考核和提供补助的财务管理办法。可以尝试采用收支两条线的管理方式，预先拨付公共卫生和医疗保障经费的总额，并探索其他有效的管理方法，严格管理收支预算，提高资金使用的效益。

2. 建立规范的公立医院运行机制

公立医院应坚持公益性质和社会效益原则，以患者为中心，优化服务流程，

并规范药品使用、医学检验检查等医疗行为。为深化运行机制改革，需要建立和完善医院法人治理结构，明确所有者和管理者的责权，确保决策、执行和监督相互制衡，形成有责任、有激励、有约束、有竞争、有活力的机制。同时，需要推进医药分开，积极探索多种有效方式逐步改革以药补医的机制。可以通过实行药品购销差别加价、设立药事服务费等方式逐步改革或取消药品加成政策，并采取适当调整医疗服务价格、增加政府投入、改革支付方式等措施来完善公立医院的补偿机制。

（三）加快非营利性医疗机构管理运行机制的改革

1. 财政补助与税收机制改革

（1）补助原则

政府有责任确保对卫生事业行使管理和监督职责，支持卫生医疗机构向社会提供高质量的公共卫生服务，改善基本医疗卫生服务条件，不断提升人民的健康水平。同时，在积极动员社会筹集卫生事业发展资金的同时，各级政府应逐步增加对卫生事业的投资，跟上经济社会发展的步伐。原则上，政府对卫生投资的增长幅度不应低于财政支出的增长幅度。根据区域卫生规划，优化卫生资源的配置，促进卫生事业的协调发展。在平衡公平和效率的同时，鼓励竞争，提高资金的使用效率。

（2）补助范围和方式

各级政府的卫生行政部门和卫生执法监督机构在履行卫生管理和监督职责时所需的经费应由同级财政预算提供支持。这些经费包括人员经费、公务费、业务费和发展建设支出。公共卫生事业机构，如疾病控制和妇幼保健机构，向社会提供卫生服务所需的经费，应由同级财政预算和单位上缴的预算外资金进行统筹安排。政府举办的县级及以上非营利性医疗机构主要依靠定项补助，该补助由同级财政进行安排。补助项目包括医疗机构的开办和发展建设支出、事业单位职工基本养老保险制度建立以前的离退休人员费用、临床重点学科研究和基本医疗服务亏损补贴（由政策原因引起）。对于中医、民族医和部分专科医疗机构，应给予适当照顾。

2. 价格机制改革

价格机制改革涉及两大块，一是药品价格的管理，二是医疗服务价格的管理。

（1）药品价格管理

药品市场改革的目标是适应社会主义市场经济体制的需求，推动药品市场的竞争，降低医药费用，并确保患者能够获得质优价廉的药品。为了实现这一目标，需要对药品价格的管理方式进行调整，采取国家宏观调控与市场调节相结合的原则，将药品价格分为政府定价和市场调节价两种形式。通过引入市场竞争机制，根据不同机构和药品的性质，分别进行政府定价和市场调节价的设定。这样做可以更好地平衡政府的调控作用和市场的自主调节，以实现药品价格的合理性和市场的有效运作。政府定价可以针对关键药品和公共卫生领域的药品，确保其价格合理、可负担，并保障市场供应稳定。而市场调节价则允许药品在竞争中形成合理的市场价格，促进市场竞争和创新。

（2）医疗服务价格管理

医疗服务价格管理改革的目标是适应社会主义市场经济体制的要求，并满足人民群众对基本医疗服务的需求。该改革旨在促进医疗机构之间的有序竞争和医疗技术的进步，降低医疗服务的成本，减轻社会的医药费用负担。为实现这一目标，需要进行医疗服务价格管理形式的调整，下放医疗服务价格管理权限，并对医疗服务价格项目进行规范。这样的改革措施将有助于确保医疗服务价格的合理性和透明度，推动医疗机构提供高质量的医疗服务，并促进整个医疗行业的可持续发展。

3. 人事管理机制改革

人事制度改革在卫生改革中扮演着重要角色，其改革程度对整个卫生改革的深化起着重要影响。人事制度改革的目标是为了更好地适应社会主义市场经济的发展和医药卫生体制改革的需要，逐步建立起具备责任、激励和约束机制的运行体系。改革的目标是建立适合卫生工作特点的管理体制，实现政务和职责的分离。在新的体制下，政府依法进行宏观管理和监督，单位自主进行人员招聘和管理，而个体则可以自主选择职业，并在科学的人员管理下进行工作。同时，相应的机构设施也需要配套完善。

这样的改革旨是基本建立起一个能够实现人员进进出出、职务能上能下、待遇与人才结构相匹配的合理管理体制，以促进优秀人才的脱颖而出，使整个卫生系统充满活力和生机。改革的核心是要彻底打破身份的界限，废除终身制，将从前以单位为中心的人员管理方式转变为更加开放和灵活的社会人员管理方式。这将有助于实现人才的合理流动和配置，为卫生系统注入更多的活力和创新力。

4. 分配机制改革

（1）实行不同的工资管理方法

针对不同类型的卫生事业单位，根据其性质、特点和发展需求，以及经费自给率和财政支持程度等因素，采取了不同的工资管理办法。特别是对于主要依靠国家拨款的卫生事业单位，实行了有控制的单位工资总额包干形式，并在工资总额包干的范围内对实际发放的工资进行重新分配。

这意味着在给定的工资总额内，根据单位的实际情况对工资进行管理和分配，以确保经费的合理使用。这种管理办法可以更好地控制工资支出，同时也能够根据单位的绩效和需求进行灵活调整。通过重新分配活动工资部分，可以更加公平地回报优秀的员工，激励他们的工作积极性和创造力。

（2）探索新的分配机制

积极推进按生产要素参与分配的改革试点，通过研究和探索技术、管理等生产要素参与分配的方法和途径。根据不同岗位的责任、技术劳动的复杂性、承担风险的程度以及工作量的大小等不同情况，我们将综合考虑管理要素、技术要素和责任要素，将其纳入分配因素的考量范围，从而确定岗位工资，实行按岗位定酬的原则。通过将生产要素纳入分配考量，我们能够更加准确地评估岗位的价值和贡献，合理确定工资水平，并为关键岗位和优秀人才提供更好的发展机会。

5. 市场机制改革

国家对医疗机构进行分类管理的目的在于创造一个公平竞争的环境，为不同类型的医疗机构提供相同的发展机会。这种分类管理的措施旨在支持、鼓励和引导个体、私营、中外合资合作、股份制等民营医疗机构的健康发展。

通过分类管理，国家确保医疗机构在竞争中享有平等的权利和机会。无论是国有医疗机构还是民营医疗机构，都能够在公平的竞争环境中发展壮大。这样的管理措施鼓励创新和改进，促进医疗服务的提升和多样化，最终惠及广大患者。这样的举措旨在促进医疗机构的多样化和多种形式的办医模式发展，以建立公平和有序的竞争环境。通过分类管理，政府可以根据不同类型的医疗机构的特点和需求，提供相应的政策支持和资源保障，以推动医疗机构的发展。特别是对于民营医疗机构，国家将积极为其提供支持和引导，鼓励其在医疗服务领域发挥积极作用。

与此同时，国家也在探索非营利性医疗机构的良性发展途径。这些机构通常以社会公益为宗旨，为广大群众提供医疗服务。通过探索有效途径，国家希望能够为非营利性医疗机构提供更好的发展环境和支持，以确保其能够稳定运行并为社会公众提供优质医疗服务。

三、我国公共卫生管理体制改革的措施

建立健全法律法规政策。为了进一步推进公共卫生管理的完善，我们需要积极改进完善相关的法律法规，并采取决策与执行分离的机制，将执法权交给更多的卫生行政部门。在这方面，我们可以借鉴国外的一些经验，让政府部门专注于制定政策，而专门的执法部门负责市场监管。通过这些措施，我们能够建立起更加健全和有效的公共卫生管理体系。政府将专注于制定相关政策，确保其与国家法律法规相一致。执法部门将负责对市场进行监管，以确保公共卫生工作得到有

效执行。同时，地方政府也将加强对公共卫生工作的支持和投入，以确保公共卫生预防工作在实际层面得到切实贯彻。

建立健全突发公共卫生事件应急反应机制。从非典疫情中吸取教训，建立健全的公共卫生应急机制，以应对突发事件。在全国各地，我们需要建设相关的疫情监测机构，负责对疾病或疫情进行分析和判断。特别是在面对重大传染性疾病时，我们需要迅速采取相应的应对措施，并有效控制疫情的扩散。同时，我们也需要提高应急救治的能力，以应对重大疾病的发生。

政府加大财政支出，提供保障。政府加大对公共卫生的财政投入，尤其是乡镇的公共卫生，给予足够的经费保证，充足的经费才能保证公共卫生管理体制的进一步改革。

明确各工作岗位的职责范围，建立严格的工作制度。为了推进公共卫生管理体制的进一步改革，政府应当增加对公共卫生的财政投入，特别是在乡镇层面。只有给予足够的经费保障，才能确保公共卫生管理体制的有效运转。

政府应当认识到乡镇层面的公共卫生工作的重要性，并将其作为优先发展的领域。这意味着政府需要提供充足的经费支持，确保乡镇公共卫生部门能够有效开展工作。这些经费可以用于人员培训、设备采购、基础设施建设等方面，以提高乡镇公共卫生管理的能力和水平。充足的经费投入不仅可以改善乡镇公共卫生设施和服务，还可以吸引更多专业人才从事公共卫生工作。这有助于提升乡镇公共卫生管理的专业化水平，并有效应对疾病预防和控制的挑战。

建立健全的网络信息系统。为了能够及时了解公共信息并有效地应对重大疫情事故，我们需要建立完善的信息公开制度和电子化的网络信息系统。这样一来，整个社会都能够及时获取必要的信息，而电子化的系统则能够提前预警可能出现的危险。

信息公开制度的建立意味着政府和相关机构需要主动公开与公共安全、公共健康等相关的信息，包括疫情数据、防控措施、突发事件处理方案等。这样可以让公众和专业人士了解当前的情况和前沿信息，增强整个社会的应对能力。

同时，电子化的网络信息系统能够收集、整理和分析大量数据，通过数据挖掘和模型预测等方法，提前预见可能出现的危险因素。一旦发生重大疫情事故，系统可以根据预先设定的应急方案，快速做出处理，将危险因素控制在一定范围之内，减少损失和影响的扩大。

第四节　医疗机构公共卫生管理机制与改革

考虑到我国目前医疗机构主要由国家投资建设，并且非营利性医疗机构在医疗卫生体制中占据主导地位，了解和熟悉非营利性医疗机构的管理机制具有现实意义，同时也具有普遍适用性。了解和掌握非营利性医疗机构的管理机制对于推动我国医疗卫生体制的改革和提升医疗服务质量具有重要意义。这些管理机制的原则和经验也可以为其他领域的非营利性机构提供借鉴和参考，以促进社会组织的良好运行和社会效益的最大化。

一、非营利性医疗机构的概念

非营利性医疗机构（Non-profit Medical Organization）是一种致力于向社会提供医疗卫生服务、不以盈利为目的的组织形式。这类机构处于卫生行政机构和营利性医疗机构之间，其主要职能是履行社会责任，提供那些由营利性医疗机构和政府无法充分提供的医疗卫生服务。

非营利性医疗机构的目标是社会效益的最大化，而非追求经济利润。它们通常由社会团体、慈善组织、宗教机构、学术机构或民间组织等发起设立。这些机构的运营主要依靠社会捐赠、政府补贴、慈善基金或其他非经营性收入来源。

非营利性医疗机构的重点在于填补医疗卫生服务的空白，提供社会上需求较高但供给不足的医疗资源。这包括针对贫困人群的免费或低收费医疗服务、偏远地区的医疗援助、罕见病患者的特殊治疗等。通过这种方式，非营利性医疗机构能够弥补公共卫生体系的不足，提高社会整体的医疗保健水平。

二、非营利性医疗机构的特点

（一）政策上优惠，不存在利润指标

非营利性医疗机构在法律地位上与营利性医疗机构存在一些重要的区别。其中之一是非营利性医疗机构可以享受一定的税收优惠政策，例如免交收入所得税、财产税或营业税。此外，非营利性医疗机构的资金来源主要依赖于政府的投入和外部的捐赠，而不是完全依靠市场收入来维持运营和发展。这意味着非营利性医疗机构不将患者作为主要的资金来源，并且不会将机构的资产或收入分配给个人。

尽管非营利性医疗机构可以获得一定的盈余，但这些盈余的分配形式与营利性机构不同。非营利性医疗机构的盈余通常被重新投资于机构的发展、改善医疗服务质量或提高工作绩效等方面，而不是按照投资额来进行个人分配。因此，在评价非营利性医疗机构的效益和效率时，并不使用利润作为主要指标。

非营利性医疗机构更注重对社会的贡献和公益性使命的履行。通过税收优惠政策的支持和资金的合理运用，非营利性医疗机构能够更好地履行其社会责任，提供医疗卫生服务并促进公共福祉的提升。这种机构形式在医疗卫生领域具有重要的作用，弥补了市场机制无法满足的医疗需求，为社会提供了更加全面和公平的医疗保健服务。

（二）目标与战略的选择有较多限制

在营利性医疗机构中，股东的权力是最大的。通常情况下，这类机构采用董事会领导下的总经理负责制，总经理对董事会负责，董事会则对全体股东负责。营利性医疗机构可以根据市场需求和竞争的需要采取不同的竞争战略，以追求更多的利润。然而，在非营利性医疗机构中，情况有所不同。非营利性医疗机构的总经理（也可称为院长）的产生通常不是基于其个人能力的选择，而可能涉及政治或融资等多方面的考虑。因此，他们可能缺乏关注如何提高医院的经济效益和有效性的动力。相反，他们可能更加强调医疗质量。

此外，非营利性医疗机构在竞争战略的选择上也受到一定限制。这些机构通

常受到来自社会和政府的多方干预。这可能包括政策法规的限制、对服务范围的要求、对患者资格的限制以及与其他医疗机构的合作要求等。因此，非营利性医疗机构在竞争战略方面的选择余地相对较小。需要注意的是，非营利性医疗机构的目标是为了社会效益，而非追求经济利润。尽管它们面临一些限制和干预，这种组织形式在提供特定医疗卫生服务、填补资源缺口和促进公共福祉等方面仍然发挥着重要的作用。

（三）忽略资金管理的重要性

在许多非营利性医疗机构中，通常会有一位首席行政长官（院长）负责机构的管理和决策。然而，实际情况是，许多行政长官并没有充分履行对机构的责任。特别是对于由专业医生担任行政长官的情况，他们可能更倾向于将自己视为某一特定领域的权威，而不愿意涉及机构管理方面的问题。这可能导致他们忽视了资金管理的重要性，并且在管理技巧的应用上相对落后于营利性机构。

此外，许多非营利性医疗机构的高级管理层通常由两个人组成：一人负责制定组织政策并处理与外界各种关系，另一人负责组织政策的实施。然而，这种双重领导结构需要两个人之间的相互信任和合作，否则会降低组织的效率。

这些情况可能导致非营利性医疗机构在管理层面面临一些挑战。然而，需要指出的是，这并不适用于所有非营利性医疗机构，而是一般性的观察。在实际情况中，还有许多非营利性医疗机构取得了良好的管理成果，并且有着高效的领导团队。非营利性医疗机构的管理问题可以通过加强管理培训、提高管理水平和建立有效的管理机制来加以解决，以确保机构能够更好地履行其社会使命并提供优质的医疗服务。

三、非营利性医疗机构管理机制

（一）国有产权的代理制

1. 国有非营利性医疗机构的行政代理

为了阻止下级政府采取损害国家利益的机会主义行为，一个国家常常会设置一个严格的垂直层级结构，也就是说，地方政府须服从中央政府，下级政府须服从上级政府。然而，这种代理关系存在一些缺陷，主要表现在代理成本高和缺乏有效的约束。

行政代理的基础是等级制度，其中权力中心需要激励下级机构积极监管国有资产等问题。然而，在行政代理过程中，信息在传递过程中会发生累积性的损失。这是由于在每一层级的传递过程中，都有可能因为各种原因（如误解、遗忘、故意混淆等）而导致信息的丢失或变形。再者，下级代理人可能会故意隐瞒信息或传递虚假信息，以实现个人利益的最大化，这也会导致信息成本的急剧上升。

2. 国有非营利性医疗机构产权的经济代理

为了提高国有非营利性医疗机构的效率，减少行政干预，并使其能够在市场竞争中生存和发展，中国开始采取经济代理的方式，转变国有产权的行政代理。这意味着国家直接将国有资产的控制权授予医疗机构内部的相关人员，而不是下级行政机构。同时，通过建立排他性的法人财产权，市场化的竞争规则取代了行政化的竞争规则。

这一转变旨在降低国有非营利性医疗机构的组织成本和信息成本，以提高其运营效率和灵活性。通过赋予医疗机构内部人员对资产的控制权，可以激励他们更加积极地管理和运营机构，减少行政层级对决策和管理的干预。与此同时，建立排他性的法人财产权可以确保医疗机构在市场竞争中公平参与，并受到法律保护。

这种转变为国有非营利性医疗机构引入了更多市场化的机制和竞争规则。医疗机构将面临更大的自主权和责任，需要根据市场需求和患者需求来提供高质量的医疗服务，并以竞争的方式提高效率和创新能力。这有助于优化资源配置，提高服务质量，并激发医疗机构的活力和创造力。

（二）人事管理与分配机制

人事管理是指非营利性医疗机构根据其特点，有效组织、协调和控制人与人、人与事之间的关系，以实现最佳的人事配合。在非营利性医疗机构中，人事管理可以分为3个层次：当地政府的人事行政管理，同级卫生行政部门的人事管理，以及机构内部的人事管理。当地政府的人事行政管理是通过制定政策和规章，对不同机关、不同行业、不同方面的人事关系进行规范、指导、协调和控制。它是一种宏观的人事管理活动，对整个地区的人事工作起着综合性和协调性的作用。

同级卫生行政部门的人事管理是指卫生机构在卫生行政部门的指导下进行的人事管理活动。这层管理关注医疗机构的人事工作，包括招聘、培训、考核、薪酬等方面，以确保医疗机构的人事工作符合政策和法规的要求。机构内部的人事管理是在政府宏观人事政策和法规的基础上，结合医疗机构自身情况，对医疗服务、工勤或管理等方面的人事关系进行合理安排和管理。这层管理关注具体的人事活动，如岗位设置、人员配置、绩效评估、员工发展等，旨在提高医疗机构的运行效率和员工满意度。

这三个层次的人事管理相互制约、相互依存。当地政府的人事行政管理为卫生机构提供了整体性的政策和规范，卫生行政部门的人事管理为机构提供了指导和支持，而机构内部的人事管理则负责具体的人事安排和管理，以实现整体的人事配合和协同工作。

1. 人事管理原则

由于国有非营利性医疗机构多属国家事业单位，人事管理在遵循党管干部的总原则下，还遵循以下七项原则："德才兼备，任人唯贤"的原则；功绩原则；适才适用的原则；分类管理的原则；平等公开原则；竞争择优的原则；依法管理的原则。

2. 分配制度

目前，大多数国有非营利性医疗机构采用的报酬制度是职称工资制，其中报酬主要由职称工资和劳务提成工资两部分组成。这种制度在一定程度上体现了按劳分配的原则，但也存在一些问题。

从客观上来说，这种分配制度处于按劳分配与按劳分配和生产要素参与分配之间的过渡阶段。完全按照传统的按劳分配机制，可能会过于强调资格和资历，导致年资越高的人得到的报酬越多，而不真正体现劳动多、质量好、效率高应得的高报酬。这样的情况会导致工作量多少、质量好坏以及工作表现的差异被忽视，使得工作成果和个人贡献无法充分得到体现。这样的分配制度不利于激发医务人员的积极性和创造性，也不利于医疗服务的质量提升和技术的进步。

因此，在推进管理体制改革的条件下，有必要进一步改革内部分配制度，扩大事业单位的分配自主权，建立起重实绩、重贡献的分配激励机制。可以根据岗位、任务和业绩来确定报酬，向优秀人才和关键岗位倾斜，灵活调整分配方式。这样的改革有助于激励医务人员的工作积极性和创造力，推动医疗事业的发展，提高医疗服务的质量，同时也有利于稳定医务人员队伍并提高他们的技术水平。需要注意的是，这些改革需要结合实际情况进行，同时也需要合理考虑医疗机构的财务状况和可行性，确保改革的顺利进行和可持续发展。

（三）监督机制

从组织角度来看，非营利性医疗机构监督机制的设立确实存在一些不利因素。首先，卫生行政主管部门和医疗机构之间的利益度量标准存在差异。卫生行政主管部门通常以社会效益为重，而医疗机构则以利润最大化为标准。这导致在监督医疗机构时，卫生行政主管部门可能会强调社会效益，而医疗机构则更关注经济效益，这可能会导致监督的方向和重点存在偏差。

其次，纪检监察组织是在党委内设立的，受党委的直接领导。这种设置可能存在一定的局限性，因为纪检监察组织要反过来监督党委的工作并不容易实现。此外，监督者本身也可能存在谋求个人利益的倾向。如果缺乏对监督者行为的有效监督，就无法排除监督者为谋取个人利益而与代理者（医疗机构管理层）合谋，共同侵占或挪用本应属于国家资产的可能性。

四、非营利性医疗机构管理机制改革

（一）财政补助与税收机制改革

1. 补助原则

政府应根据经济发展情况逐步增加对卫生事业的投入，确保卫生领域的财政补助水平原则上不低于财政支出的增长幅度。这样的投入将有助于提供充足的资金支持，以改善医疗设施、增强医疗技术和提升医务人员的培训水平。同时，政府还应根据区域卫生规划，优化卫生资源的分配，确保卫生事业在各个地区的协调发展。通过合理的资源配置，保证医疗资源的均衡分布，解决地区之间卫生服务的不平衡问题。在提供财政补助的过程中，政府需要兼顾公平和效率的原则。一方面，要确保补助机制公平，使得各个卫生医疗机构都能够获得公平的补贴，无论其规模大小或地理位置。另一方面，政府应鼓励竞争，激发医疗机构的活力，提高服务质量和效率。同时，要加强对资金使用的监督和评估，确保资金得到有效利用，最大限度地提高医疗资源的利用效率。

2. 补助范围和方式

各级政府的卫生行政部门和卫生执法监督机构在履行卫生管理和监督职责时需要资金支持。这些资金主要来自同级财政的预算支出，用于支付人员经费、公务费、业务费以及发展建设支出等方面的费用。对于公共卫生事业机构，如疾病控制和妇幼保健机构，它们向社会提供卫生服务所需的经费，主要是通过同级财政的预算和单位上缴的预算外资金来统筹安排。对于政府举办的县级及县级以上非营利性医疗机构，它们主要依靠定项补助来运作，这些补助由同级财政进行安排。补助项目包括医疗机构的开办和发展建设支出、事业单位职工基本养老保险制度建立以前的离退休人员费用、临床重点学科研究以及由于政策原因造成的基本医疗服务亏损的补贴等。对于中医、民族医和部分专科医疗机构，应给予适当的补助，以支持它们的发展和提供特色医疗服务。

（二）价格机制改革

通过价格杠杆，可以调整医疗服务的档次，分流不同病情的患者，并促进患者的选择。价格机制改革主要涉及药品价格管理和医疗服务价格管理两个方面。在药品价格管理方面，改革的目标是适应社会主义市场经济体制的要求，推动药品市场竞争，降低医药费用，让患者能够享受到质量优良、价格合理的药品。改革措施包括调整药品价格管理形式，根据国家宏观调控和市场调节相结合的原则进行药品定价。引入市场竞争机制，针对不同性质的机构和药品，采取政府定价和市场调节价的不同方式。

（三）人事管理机制改革

人事制度改革在卫生改革中扮演着重要角色，对于卫生系统的深化具有关键意义。该改革的目标是适应社会主义市场经济的发展需求和医药卫生体制改革的要求，建立一种负责任、激励机制和约束机制并存的运行机制。这一改革的核心目标是建立适应卫生工作特点的管理体制，实现政务与职责的分离，让政府在宏观管理和依法监督方面发挥作用，让单位自主进行人员招聘与管理，让人员能够自主选择就业，并通过科学管理和完善的配套设施来提升整体运行效率。

（四）分配机制改革

针对不同类型的卫生事业单位，可以根据其性质、特点和发展需求，结合经费自给率和财政支持强度，实施不同的工资管理办法，以确保合理的薪酬分配和人才激励。对于主要依靠国家拨款的卫生事业单位，可以采取有控制的单位工资总额包干形式，即在规定的工资总额范围内重新分配活的工资部分。这样可以确保在控制范围内进行薪酬分配，同时遵循事业单位工资制度和政策的执行。

对于国家定额或定项补助的卫生事业单位，可以基于国家核定的工资总额，自主确定各类人员的内部分配办法。在这种情况下，单位需要遵循事业单位工资制度和政策的要求，确保合理的薪酬分配。对于具备经费完全自给条件的卫生事业单位，可以在确保工资总额增长幅度低于经济效益增长幅度的前提下，确定工资分配办法。同时，可以积极探索新的分配机制，例如按生产要素参与分配的改革试点。这包括将管理要素、技术要素和责任要素纳入分配因素的研究探索，根据岗位的责任、技术劳动的复杂性、风险承担程度和工作量大小等情况，按岗位确定工资，实行岗位工资制度。此外，对于少数能力、水平和贡献突出的技术和管理骨干，可以通过一定形式的评议确定较高的内部分配标准，以激励人才，提高工作积极性。

（五）市场机制改革

政府对医疗机构进行分类管理，并发布一系列政策，旨在创造平等竞争的环境，为不同类型的医疗机构提供发展条件。政府致力于支持、鼓励和引导个体、私营、中外合资合作、股份制等民营医疗机构健康发展，并积极探索非营利性医疗机构良性发展的有效途径。这些举措的目的是推动医疗机构的多样化和多种形式的办医模式，以促进公平、有序的竞争环境的形成。

将医疗机构进行分类管理，这意味着针对不同类型的机构制定不同的管理措施和政策。通过分类管理，政府可以更好地满足不同机构的特点和需求，为其提供有针对性的支持和引导。创造一个公平竞争的市场环境，使各类医疗机构在公开、透明、规范的框架下进行竞争。政府特别关注民营医疗机构的发展，鼓励个体、私营、中外合资合作、股份制等形式的民营医疗机构健康成长。政府提供支持和引导，包括政策支持、资金支持、技术指导等方面，以帮助民营医疗机构提升服务水平和竞争力。重视非营利性医疗机构的发展，积极探索推动其良性发展的有效途径。这些机构通常以公益为宗旨，为社区提供基本医疗服务，政府通过政策支持和资源配置等方式，促进其提供优质的医疗服务。

第五章

基本医疗卫生保障制度与公立医院改革

基本医疗保障制度是医疗保障制度的一种模式，是从覆盖人群、保障水平等角度对具体医疗保障制度的进一步定义，主要特征是满足居民基本医疗需求、广覆盖、低水平。

医药卫生问题主要涉及两个方面：一是医疗机构是医疗服务的提供者，这是医疗卫生事业问题；二是医疗机构是医疗费用的支付者，这是医疗卫生保障问题。基本医疗保障制度既是社会保障体系的重要组成部分，为民众提供了安全网和社会的稳定器的功能；同时，它也是承担医疗费用支付的主要角色，是医药卫生体系的重要组成部分。

第一节　基本医疗保障制度

一、基本医疗保障制度概述

（一）医疗保障制度与基本医疗保障制度

医疗保障制度是社会保障制度的组成部分，是指一个国家或地区（或社会团体）对其公民（或劳动者）因病伤造成健康损害事件时，提供相应的医疗卫生服务，并对产生的费用给予经济补偿而实施的各种保障制度的总称。其内容涵盖医疗卫生服务供给模式，以及医疗卫生费用的筹集、分配、支付方式等。医疗保障制度有多种表现形式，如社会医疗保险、商业医疗保险、医疗救助制度、合作医疗制度、免费医疗制度等。各国或地区采用何种医疗保障形式，主要受到各自的社会制度、经济体制、经济水平、传统文化、卫生服务模式等诸多因素的影响。随着时间的进展，医疗保障制度也在不断地完善与发展。

（二）医疗保障制度的特点与作用

首先，医疗保障制度通过国家强制力保证实施，每一个社会成员无论其职业、民族、年龄、性别有何不同，均等地享受相应的制度保障，具有普遍性、平等性。其次，医疗保障制度重点保障的是可能遭遇的疾病风险，以及由此带来的经济负担，涉及患者个人、医疗机构、用人单位、其他利益方等各方利益。由于受诸多因素的影响，医疗保障制度的表现形式也较复杂，具有复杂性。再次，医疗保障制度带有福利性特点，通过经济补偿的形式，给予发生疾病风险的个人一定的补贴。由于受经济水平和医学科技水平的制约，医疗保障制度很难满足社会成员所有的医疗补助需求。

医疗保障制度被誉为"民众的安全网、社会的稳定器"。医疗保障制度能够在一定程度上减轻人们的疾病经济负担,保障社会成员及其家庭的基本生活需求。可以使社会成员发生疾病风险时,从社会获得必要的帮助,从而尽快恢复健康、恢复生产力,以保障自己和家庭的经济来源。避免了"因病致贫""因病返贫",从而滋生社会不稳定因素。

二、我国基本医疗保障制度的现状

我国的医疗保障体系主要由基本医疗保险和城乡医疗救助构成,并包括其他形式的补充医疗保险和商业健康保险。基本医疗保险覆盖了城镇职工、城镇居民和农村人口,通过多渠道筹资,包括国家、雇主、集体、家庭和个人的责任明确分担,实现了社会互助共济和费用分担,满足了城乡居民的基本医疗保障需求。

城乡医疗救助是医疗保障体系中最底层的一部分,主要由政府财政提供资金,为无力进入基本医疗保险体系或进入后个人无力承担共付费用的城乡贫困人口提供帮助,使他们能够享受基本医疗保障,与其他社会成员一样得到必要的医疗救助。补充医疗保险包括商业健康保险和其他形式的补充保险,主要满足基本医疗保障之外较高层次的医疗需求。国家鼓励企业和个人通过参加商业保险和其他补充保险来解决基本医疗保障之外的医疗需求。换句话说,这些补充保险形式可以提供更全面的医疗保障。

(一)城镇职工基本医疗保险制度

1. 概述

我国的城镇职工基本医疗保险制度是在传统的公费医疗和劳动医疗保险制度(简称劳保医疗)的基础上发展而来的,这两种医疗保险制度在新中国成立后的较长时间内在保障职工基本医疗需求方面发挥出了重要作用,然而,该制度也存在着覆盖范围过窄、费用节约意识缺乏、卫生资源浪费严重、管理和服务效率低下等问题。因而,从20世纪80年代开始,我国开始对传统职工医疗保障制度进行了一系列的改革。1998年12月,国务院颁布了《关于建立城镇职工基本医疗保险制度的决定》,基本上确定了新的城镇职工基本医疗保险制度的总体框架,奠定了全国统一的城镇职工基本医疗保险制度的基础，同时推动了全国各地职工基本医疗保险制度改革的深入发展。一个新的以"社会统筹与个人账户"相结合的城镇职工基本医疗保险制度已在我国基本确立。

2. 城镇职工医疗保险制度改革的主要内容

基本医疗保险制度的覆盖对象是城镇所有用人单位，包括各类企业（国有企业、集体企业、外商投资企业、私营企业等）、机关、事业单位、社会团体、民办非企业单位及其职工，涵盖了广泛的就业人群，属于城镇职工基本医疗保险的范围。

基本医疗保险采用了共同缴费制度，要求用人单位和个人共同缴纳保险费，以体现国家社会保险的强制性特征和权利义务的统一。根据制度规定，用人单位缴费率通常为职工工资总额的6%，而职工个人缴费率一般为其工资收入的2%。

基本医疗保险制度建立了统筹基金和个人账户的机制。统筹基金由社会统筹使用，个人账户基金则专门用于个人医疗需求。个人的缴费全部存入个人账户，而单位缴费的30%存入个人账户，剩余部分构成统筹基金。统筹基金和个人账户分别进行核算和管理，要求统筹基金自行运作，不得挤占个人账户资金。统筹基金主要用于支付住院（大病）医疗费用，而个人账户主要用于支付门诊（小病）医疗费用。

基本医疗保险建立了有效制约的医药服务管理机制，一方面确保基本医疗保险投入能够得到良好的基本医疗保险服务，使参保人员获得实际的基本医疗保障；另一方面，保证基本医疗保险基金的合理支出和有效利用，确保收支平衡，维持基本医疗保险制度的正常运行。具体措施包括对医疗机构和药店进行定点管理，制定基本医疗保险药品目录、诊疗项目和医疗服务设施标准，医疗保险经办机构与定点医疗机构及定点药店按照协议规定的结算方式进行费用结算。

建立基金监管制度。为确保医疗保险基金的安全，采取的措施主要有：一是医疗保险基金纳入财政专户管理，专款专用；二是医疗保险基金实行收支两条线管理；三是建立定期审计制度，对医疗保险基金的收支情况进行定期审计；四是接受社会监督。

规定特殊人员的医疗待遇。对离休人员、老红军、革命伤残军人、退休人员、国有企业下岗职工以及国家公务员等特殊人员的医疗待遇也做了具体的规定。

3. 城镇职工医疗保险制度改革的成效及存在的问题

我国城镇职工医疗保险制度经过多年的改革探索，所取得的成效是有目共睹的。一是我国城镇职工基本医疗保险制度的广泛实施，保障了职工的基本医疗，减轻了职工的疾病经济负担，增强了职工抵御疾病风险的能力；二是初步建立了合理的基金筹措机制，打破了职工医疗费用完全由国家、用人单位统包统揽的格局，一定程度上减轻了国家和企业的财务负担；三是初步建立了医疗费用制约机制，有效遏制了医疗费用上涨过快的势头；四是促进了医疗卫生体制的配套改革。

我国城镇职工医疗保险制度的改革虽然取得了一定的成效，但同时还存在一些问题。一是基本医疗保险覆盖面小，制约了医疗保障功能的发挥；二是医疗保险基金在筹集、使用与管理上存在许多问题，主要表现为：财政欠拨与参保企业欠缴医疗保险费严重，挤占、挪用医疗保险基金仍有发生，没有严格执行收支两条线管理等；三是参保人员的个人医疗负担与本人的实际承受能力不相适应，贫困家庭的健康筹资贡献率（家庭对健康贡献的金额／家庭可支配收入）甚至比富裕家庭的健康筹资贡献率高，这与垂直公平原则相违背；四是部分地区医疗保险支付标准过低，住院费用定额结算标准偏低，损害了参保职工的利益，甚至造成困难职工个人医疗负担过重等突出问题；五是定点医疗机构的违规行为时有发生，主要表现为分解处方、违规用药等。

（二）城镇居民基本医疗保障制度

1. 概述

鉴于城镇职工基本医疗保险制度覆盖范围的有限性，为了有效解决更多城镇居民的基本医疗保障问题，国务院于 2007 年 7 月出台了《国务院关于开展城镇居民基本医疗保险试点的指导意见》（以下简称《指导意见》），为我国城镇居民基本医疗保险试点工作的开展确定了基本框架，同时也提供了政策支持。

2. 城镇居民基本医疗保险试点的主要内容

试点目标。根据《指导意见》，从 2007 年开始，在有条件的省份选择 2 至 3 个城市进行试点，随后于 2008 年扩大试点范围，并力争到 2009 年使试点城市的覆盖率达到 80% 以上。到 2010 年，计划在全国范围内全面推广城镇居民基本医疗保险，逐步覆盖所有城镇非就业居民。试点的目标是通过实践经验，探索和完善城镇居民基本医疗保险政策体系，建立合理的筹资机制、健全的管理体制和规范的运行机制，逐步建立以大病统筹为主的城镇居民基本医疗保险制度。

试点原则。首先，采取了低水平起步原则，根据各地的经济发展水平和承受能力，合理确定了筹资水平和保障标准。重点关注城镇非就业居民的大病医疗需求，并逐步提高保障水平。其次，坚持自愿参保原则，充分尊重居民的意愿。个人参保是基于自愿的，没有强制参加的要求。第三，明确了中央和地方政府的责任分工。中央政府确定了基本原则和主要政策，地方政府则负责制定具体的实施办法，并对参保居民进行属地管理。最后，坚持了统筹协调原则，确保各类医疗保障制度之间的政策、标准和管理措施相衔接。

参保范围。城镇居民基本医疗保险的参保范围涵盖了以下人群：中小学阶段（包括职业高中、中专、技校学生）的学生、少年儿童以及其他非从业的城镇居民。这些人群可以根据自己的意愿选择参加城镇居民基本医疗保险。

缴费和补助。城镇居民基本医疗保险的筹资主要采取家庭缴费的方式，同时政府会提供适当的补助。参保居民按照规定缴纳基本医疗保险费用，并享受相应的医疗保险待遇。对于有条件的用人单位来说，他们可以对职工家属的参保缴费给予一定的补助。为了鼓励个人缴费和单位补助资金，国家还制定了相关的税收优惠政策。

基金支付与管理。城镇居民基本医疗保险基金的主要用途是支付参保居民的住院和门诊大病医疗费用，有些地区也可以尝试支付门诊医疗费用。为了统一管理，城镇居民基本医疗保险基金应纳入社会保障基金财政专户，并进行单独核算。试点城市需要按照社会保险基金管理的相关规定，严格执行财务制度，加强对基本医疗保险基金的管理和监督。同时，还要探索建立健全的基金风险防范和调剂机制，以确保基金的安全性。

发挥社区服务组织作用。为了加快整合、提升和扩展城市社区服务组织的功能，以及加强社区服务平台的建设，相关部门需要积极进行城市社区服务的管理和服务工作，特别是与基本医疗保险相关的工作。同时，需要大力推进社区卫生服务的发展，将符合条件的社区卫生服务机构纳入医疗保险的定点服务范围。通过政策优惠和积极鼓励，引导参保居民选择在社区卫生服务机构就医。

3. 城镇居民基本医疗保险的运行状况

在城镇居民基本医疗保险试点工作中，取得了良好的启动和运行效果。首先，在试点城市中，越来越多的参保居民开始享受医疗保障待遇，他们的大病医疗负担明显减轻，因病致贫和因病返贫的情况有所减少。这表明城镇居民基本医疗保险的制度效应已初步显现，受到社会各界广泛认可和支持。二是制度框架和运行机制基本形成，各地按照《指导意见》要求，普遍建立个人缴费、政府补助、责任明确的筹资机制，形成登记参保在社区和学校、缴费在银行的运行机制。三是政府补助资金投入效果良好，各级财政补助资金及时到位。四是各地医疗保险经办机构的管理与服务能力有所增强，社区劳动保障平台建设和医疗保险信息系统升级改造取得一定进展。

由于我国城镇居民基本医疗保险试点工作刚刚开始，还存在诸如覆盖面较窄、受益面不够大、待遇标准也有待逐步提高、多种政策尚需要进一步衔接等问题，需要今后在试点工作中不断解决与完善，为全面建立城镇居民基本医疗保险制度打下基础。

（三）新型农村合作医疗制度

1. 概述

根据 2003 年 1 月 16 日《国务院办公厅转发卫生部等部门关于建立新型农村合作医疗制度意见的通知》，新型合作医疗制度被定义为一种由政府组织、引导和支持的制度，农民可以自愿选择参加。该制度通过个人、集体和政府多方筹资，以大病统筹为核心，旨在实现农民医疗互助和共济。

2. 主要内容

建立管理体制。省级人民政府设立农村合作医疗协调小组，由卫生、财政、农业、民政、审计、扶贫等多个部门合作组成。各级卫生行政部门内部设立专门的农村合作医疗管理机构，原则上不增加编制。以县（市）为单位进行统筹，县级人民政府成立农村合作医疗管理委员会，由有关部门和参合农民代表组成，负责组织、协调、管理和指导工作。委员会下设经办机构，负责具体业务工作，相关人员由县级人民政府调剂解决。根据需要，在乡（镇）可以设立派出机构或委托有关机构管理。

筹资机制。采取个人缴费、集体扶持和政府资助相结合的方式进行筹资。按照以收定支、收支平衡和公开、公平、公正的原则进行资金管理。农村合作医疗管理委员会及其经办机构管理合作医疗资金，必须专款专用，专户储存，严禁挤占挪用。同时建立健全资金的管理制度和监督机制，加强政府、社会和农民对合作医疗资金使用的管理和监督，严格审计，确保资金能够全部、公正和有效地用于农民身上。

加强农村卫生服务网络建设。为了改善农村医疗服务，各级政府加强对农村医疗卫生服务机构的行业管理，并积极推进农村医疗卫生体制改革。这样可以不断提升农村医疗卫生服务的能力和水平，以确保农民能够获得高质量的医疗服务。根据实际情况，各地区会在农村卫生机构中选择适合合作医疗的定点服务机构，并加强监管力度，实行动态管理，以确保医疗服务的质量，并控制医疗费用。

3. 特点

在筹资机制上加大了政府支持力度新型农村合作医疗明确规定了中央财政和省级以下各级财政的支持额度。

在补偿机制上突出大病统筹。新型农村合作医疗制度将主要关注解决农民因罹患重大疾病而陷入贫困的紧迫问题。它通过为农民提供补助，覆盖他们所面临的高额医药费用和住院费用，从而显著提高了保障水平。

在管理体制方面，新型农村合作医疗制度提高了统筹的层次。相较于过去以乡、村为单位开展合作医疗的做法，现在要求以县为单位进行统筹工作。对于条件不具备的地方，可以从乡级开始进行统筹，并逐步过渡到县级统筹。这种改变大大增强了合作医疗制度的抗风险能力。

在参加原则上，坚持农民自愿参加。与社会保障不同，新型农村合作医疗是建立在自愿共济基础上的互助医疗制度，必须强调农民自愿参加的原则。农民群众是新型农村合作医疗的推动力量和最终受益者。

在监管上，强化了政府职能。新型农村合作医疗由各级政府负责组织实施，省、地级人民政府成立农村合作医疗协调小组，各地卫生行政部门内部设立专门的农村合作医疗管理机构，县级人民政府成立农村合作医疗管理委员会，委员会下设经办机构，负责具体业务工作。政府建立健全管理体制，加强了管理和监督，克服了传统农村合作医疗管理松散、粗放等缺点。

在制度上，建立新型农村合作医疗制度的同时，各级政府通过各种途径配套建立医疗救助制度，资助贫困农民参加合作医疗，这是对该制度的有力支持。

4.意义

新型农村合作医疗制度，作为农村社会保障制度的重要组成部分，对于农村的稳定和可持续发展具有重要的现实和长远意义。

主要体现在以下几个方面：首先，新型农村合作医疗制度，是从我国基本国情出发，缓解农民看病难、看病贵的一项重大举措。其次，新型农村合作医疗制度，对于缓解农民因病致贫、因病返贫、统筹城乡发展、实现全面建设小康社会目标具有重要作用。再次，新型农村合作医疗制度，是实现我国城乡经济和社会统筹发展、建设社会主义新农村的一项重要任务。最后，新型农村合作医疗制度，对于实现农民生存和就医的平等权利、改善国民卫生条件、提高卫生服务效率、提高农村生活质量、推动农村经济和人力资源的持续发展具有重要意义。

（四）医疗救助制度

1. 概述

医疗救助是一种医疗保障制度，旨在通过政府提供资金、政策和技术支持，或社会通过慈善行为，对于因患病而无经济能力支付治疗费用的贫困人群提供专项帮助和经济支持。

作为多层次医疗保障体系的重要组成部分，医疗救助制度也是社会救助体系中的关键组成部分。我国政府就城乡医疗救助制度曾颁布了系列文件，包括《关于实施农村医疗救助的意见》《农村医疗救助基金管理试行办法》《关于加快推进农村医疗救助工作的通知》《关于建立城市医疗救助制度试点工作意见》《关于做好城镇困难居民参加城镇居民基本医疗保险有关工作的通知》等。

2. 内容

医疗救助保障项目是最迫切、最基本的卫生服务需求，以此原则确定的医疗救助内容，主要包括预防保健服务、就医前救助制度、基本诊疗项目、家庭保健、慢性病和重病管理，其他如医疗减免、低价供药、病种救助等方式。

3. 作用

保障贫困人群健康权益。健康权和生存权属于公民的基本人权。1978 年，世界卫生组织和联合国儿童基金会通过的《阿拉木图宣言》，提出了"人人享有卫生保健"的目标。对贫困人群进行医疗救助，是人道和保障人权的体现。而政府主导的医疗救助制度就是保障贫困人群健康权和基本生存权的重要手段，它体现了国家对人权的尊重。

维护社会稳定。对社会贫困人群实施医疗救助，不仅缓解了他们因患病而产生的经济压力，更重要的是使他们感受到政府和社会的关怀，让他们感觉到自己并没有被社会抛弃，重新树立生活的信心，在一定程度上缓解了其焦虑情绪，从而维护了社会的稳定。

促进社会公平。公平与效率是一个国家和社会发展过程中永恒的话题。改革开放以来，以经济建设为中心的主导思想，导致卫生等社会事业发展的相对滞后，即使是在卫生系统内部，也存在着严重的效率先于公平的现象。因此，建立医疗救助制度，为贫困人群提供医疗保障能够重塑社会公平，增强公民归属感。

加快经济发展。以往的观点认为，健康是经济发展的附属产品，但是现在越来越多的研究和事实证明，健康投资极具成本效益，对经济发展有着不容忽视的作用。因此，医疗救助制度的建立对于仍有较多贫困人口的我国来说，可进一步保证及促进国民经济的发展。

三、我国医疗保障制度存在的问题

我国基本医疗保障制度改革采用了渐进的方法，从特定人群开始实施，并逐步扩大覆盖范围。然而，这一改革过程本身是分阶段进行的，并且是一个试验性的过程，需要通过实践不断探索和完善，因此存在一些限制和局限性。

我国的基本医疗保障制度在保障水平方面存在一些不足。首先，尽管医疗保险在制度上实现了全覆盖，但仍有部分人员未能纳入医保体系，无法享受基本医疗保障。其次，筹资和保障水平相对较低，即使一些重病患者参保后，个人负担依然较高。此外，医疗保障范围主要集中在住院医疗，对于常见病和多发病的门诊医疗费用统筹仍在逐步推进中。城乡和地区之间的保障水平也存在不均衡，城镇居民医保和新农合的待遇明显低于城镇职工医保，同时中西部地区与东部沿海地区之间的待遇水平差距较大。这些问题凸显了医疗保障制度在公平性方面的不足。另外，多层次的医疗保障制度尚不完善，只有部分人群拥有补充保险，商业保险产品与基本医疗保障之间的衔接不够紧密，医疗救助的能力也有限，导致一些家庭因病致贫的情况时有发生。

适应流动性方面不足。首先，医保关系的转移接续存在一定困难。由于城乡基本医疗保险由不同部门管理，当参保人员在城乡之间或区域之间流动，或者其身份发生变化时，医保关系的转移接续存在困难。这给参保人员带来了不便。其次，异地就医问题突出。特别是对于一些异地安置的退休人员而言，他们反映就医费用报销不便，需要先垫付医药费用。一些退休人员也希望能够享受居住地医疗保险的待遇。这种情况在异地就医方面存在一定的问题。

在保证可持续性方面，我国的基本医疗保障制度存在一些不足之处。首先，统筹层次相对较低。目前，医疗保障的统筹工作主要在县级层面进行，缺乏较高层次的统筹机制，导致共济性不够强，基金的风险抗力相对较弱，同时也导致大量的异地就医现象。其次，医药费用成本控制机制尚未完全建立。虽然医疗保障制度应对医疗服务进行监督和制约，但在医药费用控制方面还存在一定的挑战。需要进一步加强成本控制的机制和措施。第三，医疗保险经办机构的服务能力无法适应事业的快速发展。各地的医疗保险经办机构普遍面临人员编制不足和经费不足的问题，这影响了其有效运行和服务质量。此外，许多地区的信息化水平较低，管理手段相对滞后。这也限制了医疗保障制度的现代化管理和运行效率。

四、我国医疗保障制度发展展望

当前医疗保障工作应该贯彻"全面覆盖、保基本需求、分层次保障、可持续运行"的总原则，加快构建以基本医疗保障为主骨架，其他形式补充医疗和商业保险为辅的城乡多层次医疗保障体系。逐步实现人人都能享有基本医疗服务。目前要重点完善城镇工作人员医疗保险、城镇居民医疗保险、新型农村合作医疗制度和城乡医疗救助这四大体系。先从慢性重大疾病入手，扩大到门诊常见疾病，不断提高保障水平，搞好各制度之间的衔接。

扩大覆盖面，尽快实现全民医保的目标。一是全面解决历史遗留问题。在拓展范围至所有国有企业退休人员基础上，统筹解决其他关闭破产企业退休人员和困难企业工人参保问题。二是推进大学生参保工作。将新生全面纳入城镇居民医保，同时妥善安排已经参加商业保险的学生。三是加大支持灵活就业人员和农民工等群体参保力度，贯彻选择参保政策，提高参保率。四是保持新型农合业高参保率，同时根据全民医保目标，探索设计激励各类人员长期参保的机制，减少有病参保无病退出的逆向选择情况。

提高并均衡医疗保障待遇水平，保障人民群众基本医疗。一是提高医疗保险封顶线。城镇职工医保、城镇居民医保和新农合统筹基金最高支付标准分别提到当地工资、居民收入和农民收入的 6 倍以上，并随经济发展继续提高。二是提高住院报销比例。城镇居民医保和新农合住院报销比例达到 60% 以上，职工医保也将适度提高报销水平，同时减少各制度待遇差距促进公平。三是进一步降低重大疾病患者费用负担，对解决儿童白血病等重疾费用问题进行探索。四是扩大医疗保险门诊统筹范围。城镇居民医保和新农合门诊统筹分别扩至 60% 和 50% 的地区，甚至更多地区。近年内实现全国范围内常见病费用统筹保障。五是加大医疗救助力度。继续资助低保对象全保险，同时对其仍难负担部分费用给予更多补助，扩大救助项目范围。

加强医疗保险管理，提高基金使用效率。一是医疗保险收支编制为社会保险预算，规范和科学地管理医疗保险基金。基金余额多地区通过预算释放过剩结余，扩大覆盖面和提高水平。二是提高保险统筹层级，实现市级统筹，增强基金共济能力。参保人数少、共济能力差地区探索实施省级统筹。三是加强医疗服务管理，推行定点医院分类管理等制度，发挥医疗保险对医疗服务监督作用。四是改进支付方式，推行按人头付费、按病种付费、总额预付等模式。对部分临床路径明确的疾病试点，符合条件地区推广应用。

改进医疗保险服务，方便参保群众。一是推行直接结算，减少个人垫付费用问题，以"一卡通"为重点完善信息系统。目前，很多地区实现保险机构与医院直接结算。二是重点改进异地安置退休人员异地就医服务。提高统筹层次减少异地就医人数，推进省内联网结算，探讨解决跨省问题。三是做好基本医疗保险关系转移工作，保证程序简便、流畅，方便人员享有待遇。四是充分利用社会资源，探索委托具备条件的商业机构参与提供医疗服务，最大限度便利参保人员。

第二节 国家基本药物制度

国家基本药物制度,是为保障公民基本医疗需求而确立的重要国家政策体系。它涵盖基本药物的选定、生产、流通、使用、定价、报销和监管各个环节。首先在基层医疗机构试行,主要内容包括:优选并调整基本药物目录、生产保障与集中采购供应、零利润销售和全面配备使用、医保报销和财政补助等。

实施国家基本药物制度有利于优化基层医疗资源配置,更好满足公众基本医疗需求,建设社会公平正义。

主要意义有以下几方面:一是可以增强基层医疗资源的公益性,有利于提高群众基本用药需求的满足程度,特别是城乡和不同地区。二是可以更好地维护和保障公民的基本医疗健康权利,促进社会公平与公正。三是可以引导医疗资源更具公益性地配置,优化"以药补医"的运行机制。四是可以规范药品在生产、流通和使用各环节的管理,促进合理用药和降低群众的经济负担。

一、基本药物及其目录

基本药物是指能够满足基本疾病防治需求的药物,具备以下特点:剂型适宜、价格合理、供应可靠、公平获取。

国家实施基本药物制度的目的是通过选择适当数量的基本药物品种,满足人们基本的疾病防治用药需求。

基本药物的功能定位是强调基本性、必需性、供应保障、优先使用、质量保证,并减轻药物费用负担。

国家基本药物目录包括化学药品和生物制品目录、中药目录和儿童药品目录等。化学药品和生物制品目录主要根据临床药理学分类,中成药目录主要根据功能分类，儿童药品目录主要根据儿童专用适用药分类。目录中的药品应当是经过国家药品监管部门批准，并获得药品注册证书或批准文号的药品，或按照国家标准炮制的中药饮片。对于独家生产的药品，除急（抢）救用药外，纳入国家基本药物目录需要经过单独论证。化学药品和生物制品的命名采用中文通用名称和英文国际非专利药品中表达的化学成分的部分，剂型单列；中成药使用药品通用名称。

二、我国基本药物目录的形成

2009 年起，中国在各省（市）开始逐步实施基本药物制度改革。起初选择30% 政府卫生机构和县级医疗卫生机构作为试点，核心内容为省级网上集中统一招标采购和配送基本药物、要求所有试点机构配备和使用基本药物目录内药品、实行基本药物零差价销售等。同时，将基本药物纳入基本医疗保险报销目录，报销比例高于非基本药物。到 2011 年，中国初步建立了国家基本药物制度框架。并将其于 2020 年全面推开，形成覆盖城乡的规范化管理体制。基本药物制度改革的目的是通过这项制度改革来优化群众获取基本药物的机制。

建立国家基本药物制度，要坚持以人为本，立足国情，政府主导，发挥市场作用的原则。要突出改革重点，稳步推进，创新机制，广泛动员各方参与。建立制度的关键在于制定基本药物目录并动态调整，保障基本药物的生产供应，合理定价零差率销售，推进基本药物的优先合理使用，完善基本医保报销政策，加强基本药物的质量监管以及健全绩效评估体系。通过制度建设，使基本药物受益人群扩大，药品可获得性和可负担性增强，药品使用安全性和合理性提高，为保障全民用药提供制度保障。

国家基本药物制度要求所有基本药物都纳入政府定价范围。一是将所有基本药物纳入政府定价范围管理；二是在制定价格时，既考虑给企业一定合理利润空间，鼓励其生产供应基本药物，同时也要着力降低基本药物价格，维护公众利益；三是要求县级和以下医疗机构配备和使用的基本药物，实行零差价销售政策。通过这些价格管理措施，既保障企业利润，也让基层基本药物真正作为公共产品出没，实现公平靠岸。从而有效减轻公众尤其是经济弱势群体的医疗负担。

国家基本药物制度在价格管理上，旨在平衡供需和公共利益。为保证基本药物的及时充足供应，政府医疗机构使用的药品实行省级政府指定单位统一采购基本药物、按招投标法和政府采购法规定以省为单位进行网上集中采购、选择药品生产或配送企业进行统一省级配送，招标过程要求公开公平，确保药品质量与数量，及时送达各医疗机构。通过这一集中采购统一配送机制，可以更好监管价格，保障基本药物供应，服务基层医疗保障需求。

实施国家基本药物制度的同时，各地基层医疗机构如果确有需要，可以适当配备使用非基本药物目录内药品。具体药品由省级政府统一决定并执行相关政策。在民族自治地区，自治区政府可以制定管理民族药品的办法。患者可以凭处方购买非基本药物，同时非基本药物如果纳入报销也可以享受报销。此外，还要加强对基本药物的质量安全监管，保证药品质量和用药安全。总体是考虑给地方一定弹性，并逐步规范运行，确保制度顺利实施。

三、我国国家基本药物制度建设现状

国家建立基本药物目录管理机制旨在通过制定管理办法，对基本药物目录进行动态调整和优化。具体来说就是根据疾病流行趋势和药品理学进步，对基本药物目录进行定期评估修订，确保其内容的科学合理性。一方面删除日渐过时的药品项目，同时适时增加新增药品，满足临床实际需求。通过不断更新完善目录内容，保障基本药物选用的科学性和合理性。

在基本药物供应保障方面，市场机制发挥了重要作用，推动了药品生产流通企业的兼并重组，促进了规模经营和统一配送的发展。同时，鼓励零售药店开展连锁经营，提供购药咨询和指导的执业药师必须配备。国家基本药物制度在价格管理方面。国家设定基本药物零售指导价格上限，省政府在此范围内根据招投标结果，确定地方基本药物采购价格，包含配送费。政府医疗机构按采购价格实行

零差额销售给患者。同时，鼓励各地探讨降低采购价格的进一步方式，例如联网统一采购试点等。为确保基本药物的优先选择和合理使用，所有零售药店和医疗机构都应该配备和销售国家基本药物，以满足患者的需求。不同层级的医疗卫生机构使用基本药物的比例由卫生行政部门规定。

第三节　基本公共卫生服务均等化

一、医疗服务均等化的概念

基本公共卫生服务均等化，是指使每一个中国公民，无论性别、年龄、种族、地域、经济条件，都能在同等水平上获得基本的公共卫生保障。即对每个公民来说，都能平等地享受到保障个人健康的基础医疗、卫生等公共服务。这样就弥补了由于个人身份和环境条件差异造成的卫生服务获取不平等现象，促进了社会的公平正义。医疗服务均等化的关键在于消除了各种客观条件对公民享有基本医疗资源的影响，实现了每一个人在公共卫生领域的平等权利。这些服务主要包括以下内容：

建立居民健康档案。开展公民个人健康档案建设工作，形成每个公民都有自己完整的个人健康资料与就诊记录；加强个人健康档案管理，保证资料完整真实健康检查。

为了保障老幼群体的健康，国家对 65 岁及以上老年人进行定期健康检查，目的是监测老年人身体状况，及早发现疾病。对 3 岁以下婴幼儿进行生长发育检查，追踪婴幼儿成长状况，掌握营养成长规律。

孕产妇服务。为孕产妇提供产前检查和产后访视，确保孕产妇在孕期和产后得到必要的医疗关怀和指导。

针对特定人群的防治指导。为患有高血压、糖尿病、精神疾病、艾滋病、结核病等疾病的人群提供相应的防治指导和服务，确保他们得到及时的医疗干预和管理。

这些措施旨在消除不同人群之间的健康服务差距，确保每个人都能享受到公平、平等的基本公共卫生服务。

改革开放 30 多年来，中国经济取得了巨大的成就。与此同时，收入分配领域也存在一些不容忽视的问题。基本医疗卫生资源在整个人口中的适度公平分配是一个国家社会安全网的重要组成部分，也是维持一个国家社会稳定的必要条件。当社会经济资源的分配趋向两极分化时，基本医疗卫生资源的适度公平分配对于维护社会稳定的意义变得更为重要。

实现基本公共卫生服务均等化，其目的是确保城乡居民在获得基本公共卫生服务方面，享有同等权利和获得同等水平的服务。从 2009 年开始，国家不断优化公共卫生资源配置，扩大覆盖面和服务项目。到 2011 年基本建立起公共卫生均等体系，到 2020 年，这一体系进一步完善，公共卫生服务能更全面和深入地惠及城乡群众，重大疾病预防和控制力度进一步增强。

公共卫生服务通过均等化，让每一个居民无论居住地域，都能得到基础但有效的公共卫生保障。从根本上减少了因地域和经济条件差异导致的健康不平等现象，这有利于构建一个大家都能共享基本健康资源的社会，真正实践"健康为人人"的理想，使人民群众长期保持身体健康。

为了实现上述目标，在投入方面，可以采取以下措施。一是确保公共卫生机构重要职能能得到有效保障。比如为疾控机构提供稳定预算，确保其正常运行不受资金影响。二是加强基层公共卫生服务设施建设和人员支持。例如给乡镇卫生院和社区服务站提供基本固定资金，保障其开展公共卫生任务。三是实施以人均标准为导向的预期服务项目。每年通过项目给予帮扶，使城乡居民在公共卫生服务方面得到体现。四是重点支持影响广泛的公共卫生项目。比如继续做好疫苗接种工作，预防重大流行病的扩大传播。五是加强不同区域的资金支持。通过中央转移支付与地方资金共同参与，促进整体公共卫生水平的提升。六是持续增加公共卫生投入规模。实现公共卫生资源步入快车道，保障大众健康需求得以及时响应。

在建设方面，一是重点提升精神、妇幼卫生以及卫生监督等领域的专业水平和应变能力。完善基层医疗卫生机构的设施条件。二是加强传统医学在预防性医学中的应用。借助中医的方法进行风险评估和早期预警，发挥中医在促进身体自御能力方面的作用。三是推广以人为本的健康秩序观。弘扬生态文明理念，强调生态－文化－心理相互融合的综合预防方式。四是优化监测预警机制。完善传染病监测体系，提高公共卫生风险的预知预防能力。五是提升公共卫生理念教育。探讨如何在群众中树立共享健康的价值观念。六是运用新技术手段。在数字化基础上创新公共卫生服务模式。以人民体验为导向，优化体系各项要素间的协同配合。

二、我国医疗卫生资源分配中存在的问题

医疗卫生资源总量偏低，政府财政投入严重不足。中国的医疗卫生资源总量相对有限，无法满足庞大的人口需求。过去，政府的财政投入相对较低，导致医疗卫生服务主要由居民个人承担费用，造成了医疗服务的负担过重。政府应加大财政投入，提高医疗卫生资源总量，减轻人民群众的经济负担。

医疗卫生服务技术水平偏低。尽管中国取得了一些医疗卫生技术方面的进展，但整体上仍存在技术水平偏低的问题。一方面，医疗技术人员的培养和分布不均衡，优秀人才主要集中在发达地区和大医院，而农村和落后地区的医疗技术力量相对较弱。另一方面，医疗卫生服务的质量和效果有待提高，以满足人民群众对医疗和健康的需求。

医疗卫生资源的地区、城乡分布不平衡。中国医疗卫生资源在地区和城乡之间存在严重的不平衡现象。发达地区和城市大医院聚集了大量的高新技术和先进设备，而落后地区和农村地区的医疗资源相对匮乏。这导致地区和城乡居民在医疗保健服务利用和健康水平方面存在明显差距。需要加强资源优化配置和合理调配，确保医疗卫生资源的公平分配和有效利用。

医疗卫生资源在卫生服务环节分布不合理，医防比例失调。在医疗卫生服务中，存在重治疗、轻预防的倾向。公共卫生防疫工作没有得到足够的重视和投入，

导致医疗卫生防疫机构和妇幼保健机构的资源严重不足。这种医防比例失调导致了医疗卫生事业的低效发展和资源的浪费。应加强公共卫生工作，提高预防和健康促进的重要性，平衡医疗和预防的发展。

三、改善我国医疗卫生资源分配应采取的对策

建立覆盖全民的社会医疗保障制度，实现医疗费用多方共担。这可以通过完善城镇职工基本医疗保险、推进新农合覆盖、建立城乡居民基本医疗保险等方式实现。加强对医疗资源的规划配置，优化医疗资源布局，以解决资源分布不均衡的问题。加大对西部及基层医疗卫生的投入力度，引入社会资本参与基层医疗建设。加大对疾病预防控制的投入，健全公共卫生服务体系，这包括增强疾控机构能力、加强基层卫生院预防保健功能等。调整医疗与预防的资源配置结构，优化配置，提高资源利用效率，可以采取关停或合并资源配置重复的机构等方式。整合现有疾控和预防保健机构，纳入政府财政保障，加强对预防保健的支持。通过多渠道筹集医疗资金，优化医疗资源配置，加大对基层和预防的投入，以及提高资源利用效率，可以全面完善我国的医疗卫生体系。

第四节　公立医院的改革

公立医院作为不以营利为目的的公益事业单位，长期以来承担为民众提供基本医疗服务的重任，是保障国民健康的重要力量。改革开放以来，部分公立医院在市场经济体制的影响下，逐渐追逐经济效益，其公益属性被弱化。这不仅与公立医院的定位相悖，也引发了社会争议。必须认识到公立医院的社会责任与公益属性，采取有力措施促进其回归公益本位，提供高质量、普惠性的医疗服务，以更好地保障人民健康。

2010 年，公立医院改革确立了公益性方向，建立补偿机制和监管体系，以保障公立医院履行社会责任。改革取得一定成效，但公立医院可持续发展仍面临挑战。一是改革政策执行有待加强，个别医院存在违背公益导向的行为。二是改革涉及医务人员利益调整，部分人员思想认识有待统一。三是改革与相关制度衔接还需加强，存在体制机制方面的分歧。这些问题有待持续研究与实践，进一步厘清公立医院发展方向，落实政策，妥善处理改革中的利益关系，并不断完善支撑体系，以推动公立医院强化公益属性，提升医疗服务水平。

一、公立医院改革的历程概述

公立医院的发展是一个经过不断改革和创新的过程。在建国初期，由于资源匮乏，医疗设施和基础较为薄弱。政府采取了管办一体制度，并进行了初步的医疗卫生服务网络建设。公立医院的运营资金主要来自国家政府的财政拨款和补偿。

改革开放后，政府逐渐放宽了对公立医院的管控，推行了全额管理和定额补助等措施，改善了公立医院的实际情况。在经济体制改革的影响下，政府逐渐放权，使得公立医院逐渐转变为强调自主经营的机构。然而，一些公立医院在追逐利益的过程中，可能忽视了服务质量和成本控制，公益性质逐渐淡化。为了解决这个问题，政府在1992年颁布了相关卫生改革文件，明确了公立医院的自主权，包括人事管理、决策权、经营开发权和管理权等。同时，政府也明确了公立医院的财政补偿范围。

随后，国家进一步推行医药卫生体制改革，公立医院成为改革的重点。2010年开始试点改革，探索市场机制融入公立医院的经营管理。2012年，强调公立医院的公益性，构建科学的管理结构和自主经营模式，提升效率降低成本。2015年，进一步强调公立医院的公益性并关注补偿机制和法人治理结构。

总体而言，公立医院的发展是一个经过多次改革和创新的过程，政府在其中起到重要的管理和控制作用，以确保公立医院能够履行公益使命，并提供高质量的医疗服务。

二、我国公立医院改革的宏观环境

（一）经济发展水平决定医疗保障水平

医疗保障是社会保障体系的重要组成部分。因此医疗保障制度选择和发展状况将会直接决定一个国家或地区的医疗卫生状况，直接关系到全体国民与疾病相关的经济风险能否得到有效的防范与化解，直接影响着公民的健康权利能否得到有效保障等。医疗保障的主要目标是合理组织资源，提供与国家或区域经济发展水平相适应的医疗卫生资金保障，即通常所说的解决"有钱看病"的问题。

具体来说，完善的医疗保障制度将为全体国民提供稳定的健康资金来源，使国民避免因经济贫困而失去获得健康救助甚至生命保障的权利，同时又为医疗卫生机构提供了稳定的资金来源，增强自我发展、为国民健康目标服务的能力。但医疗保障水平还必然会受到经济发展水平的制约。

因此，虽然近年来我国基本实现了对全体城乡居民医疗保障的"全覆盖"，但整体保障水平仍然比较低，受筹资水平限制报销比例也不高，相当一部分居民看病就医时个人经济负担仍然比较重，因疾病造成的家庭经济风险尚未得到有效化解。同时，不同保障制度之间、城乡之间、同一保障制度的地区之间差异也比较大，例如中西部地区保障待遇低于东部沿海地区，而城镇居民医保和新农合保障待遇低于城镇职工医保，医疗救助的能力也相对有限，城乡居民家庭"因病致贫"、"因病返贫"的现象仍有发生等。

随着经济社会发展，财政收入逐年增长，国家也具备了资金实力提高并均衡医疗保障待遇，如近年来各地不断提高公共筹资水平、报销比例、报销封顶线，拓宽保障范围，降低大病、重病患者个人经济负担，缩小职工医保、居民医保和新农合不同保障制度间的待遇差距，加大医疗救助力度等。下一步的努力方向应是进一步完善公共财政体制，平衡不同层级政府间的财权、事权关系，逐步缩小区域间保障水平差异。

（二）以人为本的理念为医院发展注入活力

科学发展是医院永恒的主题。在十六届三中全会上，党中央首次提出"坚持以人为本，树立全面协调可持续发展"的科学发展观。医院工作与人民生命健康息息相关，人民群众通过医院服务享受卫生改革发展成果，体验政风行风建设情况、评价政府卫生管理水平。因此，坚持以人为本、促进医院科学发展应是公立医院改革发展的重要任务。坚持"以人为本"包括两方面，即"以员工为本"的管理理念和"以患者为中心"的服务理念。

1. 牢固树立"医院以员工为根本"的管理理念

医院要想发展，没有员工的辛勤付出就是无本之木，没有患者的信任认可就是无源之水。员工是医院的主人翁，是医疗服务的实际生产者，医院各项工作和任务目标都要通过员工去实现。因此，以员工为本的人性化管理是医院发展的内在动力，如果调动不起员工的积极性，"以患者为中心"也就成了空中楼阁。

作为医疗卫生管理者，必须牢固树立"医院以员工为本"的管理理念，尊重员工的劳动，关心员工的生活，不断提高工作条件保障，改善员工的物质待遇，提供精神激励，帮助员工实现自身价值。

（1）与员工建立平等的合作伙伴关系

员工个体发展与医院整体发展是相互促进的，医院的整体发展离不开每个员工的辛勤工作，同时医院发展又为员工提供事业平台，直接关系每位员工的切身利益，在医院发展与个人发展的关系处理上，要强调团队精神的培养，医院是团队，科室也是团队，团队发展了，个人才能才有施展空间，个人利益才有稳定保障。

（2）给予员工充分的信任和尊重

尊重是有效激励的前提，要尊重团队的每一位成员，充分信任员工，使员工产生由衷的自豪感和归属感，自发产生全身心投入工作的欲望和激情，不断提高工作效益。要与员工真诚、充分地沟通，通过沟通传递信息、培养情感，创造充满友爱、和谐、互助、温馨的环境，让员工工作起来更加舒心和顺心。

（3）让员工参与管理、决策，逐步实现自主管理

重大决策前要通过职代会、座谈会等形式鼓励员工参与讨论，虚心听取员工建议，激发他们的创造热情和主人翁意识。

2. 牢固树立"以患者为中心"的服务理念

在2006年全国医院管理年工作会议上，卫生部明确提出"以患者为中心，以提高医疗服务质量为主题"加强医院管理工作。这对传统的"以医疗为中心"的服务模式是个重大突破，也指明了未来医院改革的方向。一项调查结果显示，顾客得到满意的服务或产品时，会把满意的感受传递给周围的4个人，对不满意的产品或服务却可能传递给14个人。在医院竞争中，如何提升医院的服务质量，让更多的患者满意，是每一位医院管理者都必须思考的问题。而"以患者为本"就是要引导广大医务人员尽职尽责，以获得患者的支持和满意为工作目标。

（1）坚持公立医院的公益性质

以社会效益为最高准则，坚持合理检查、合理用药、合理收费，杜绝过度医疗，努力控制医药费用过快增长，降低患者费用负担。

（2）加大信息公开力度

坚持医疗服务信息公示和住院患者费用清单制度，使患者充分了解自身病情、

诊疗程序、诊疗项目、收费标准、服务承诺等内容，增进医患之间的了解和信任。

（3）推广人性化服务

所有疾病都是人的疾病，医疗服务针对的是"生病的人"，必须以"人"而不是以"病"为中心。在市场尚不规范时期，医院往往靠拼规模、设备、专家赢得市场，如今医院竞争已经转向经营理念和优质服务的竞争，过于重视技术因素忽视人文要素，只见病不见人，只治病不医人，不尊重、体谅患者的需求、愿望和体验，即使再先进的设备、再高超的技术也不可能使患者真正满意。所以，必须把对患者的尊重、对生命的关爱体现在医疗服务流程的每个环节中，落实在医务人员的一言一行中，一切工作都要体现以患者为本，一切诊疗措施都必须服务于患者生命安全，一切细节都必须考虑患者感受，一切环境都必须有利于患者的诊疗和康复，一切服务都必须始终闪现人文关怀的光辉，使焦虑、不安、无助的患者得到安抚，感到关怀，受到鼓舞，增强信心。

（4）完善医患沟通制度

沟通是构建良好医患关系的前提，通过真诚沟通，才有可能建立起相互信任的和谐医患关系，对疾病的治疗起到事半功倍的效果，还能最大限度地防范、化解、减少医患纠纷。医务人员必须富有爱心、耐心和同情心，乐于、善于同患者进行沟通，多投入一些时间听取患者的询问，了解患者的困惑，多用一些时间向患者介绍病情、治疗效果、用药和检查目的，及时掌握患者的心理需求。医院要建立制度性规定，及时受理咨询、投诉，及时化解医患矛盾和纠纷。

三、公立医院改革的路径分析

首先，为了加强公立医院的内部管理，特别是全面质量管理和成本控制方面，需要设计和实施现代医院管理政策和措施，确保其有效落地。同时，推动公立医院实现集约式发展，充分利用每一分钱的投入，包括政府和医保的资金以及个人的缴费。此外，运用大数据技术可以实时监控公立医院的运行状态。

其次，加强公立医院的文化建设是至关重要的，需要强调公立医院的公益性质。公立医院作为公共机构，其本质要求是为社会公众提供服务。因此，公立医院应真正以老百姓、以人民健康为中心，将人本主义理念贯穿于各项工作中。此外，公立医院也应关注并关爱广大医务人员，提升他们的职业待遇和职业发展空间。

最后，为了进一步推进公立医院的外部体制改革，需要优化政府政策环境，为公立医院的发展注入新的动力。这包括持续深化医保支付方式改革、价格改革、药品招标采购机制改革以及薪酬、人事、编制制度改革。

四、关于"官办"分开

早在 2007 年，党的十七大报告中已明确提出，医改方向要实现四个分开，即"政事分开、管办分开、医药分开、营利性和非营利性分开"。2011 年 3 月，国务院办公厅印发《2011 年公立医院改革试点工作安排》，明确了开展重大体制机制综合改革试点、推进公立医院服务体系建设发展、在全国推行惠民便民措施、充分调动医务人员积极性、推进形成多元化办医格局等改革重点任务，重申了"四个分开"原则，要求在体制机制综合改革等难点问题上取得重点突破。

所谓"政事分开"是指政府作为医疗卫生服务的供给者，要与医疗服务具体事务的承担者职能分开，将政府角色从公共物品和公共服务的垄断经营者转变为竞争性服务提供的组织者，打破政府提供基本医疗卫生服务的垄断经营体制和行政集权的组织体系。

长期以来，我国公立医院监管"越位"与"缺位"问题同时存在，一方面政府对公立医院的人、财、物等要素及日常经营活动干涉过多过细，一方面又对大处方、滥检查、过度医疗、违规收费等问题查处力度不够，致使医疗服务的公平性和可及性下降，"看病贵、看病难"成为重大社会问题。要解决好这些问题，就必须超越以往机械照搬国有企业改革的"放权"、"搞活"等做法，从根本上对政府自身职能转变、政府与公立医院之间的权责划分等问题进行科学设计。

（一）"管办不分"的具体问题

我国内地绝大多数地方对公立医院采用的是"管办合一"模式，而且我国公立医院收入主要来自于医疗服务收费而不是政府预算，有相当强的经济独立性却不是真正意义上独立经营的法人单位，由此带来的弊端也比较明显。在"管办一体"模式下，公立医院既不能充分依靠市场机制自主经营，适应市场竞争和医疗市场需求细分调整医疗服务供给，又无法依赖财政投入成为真正的公益性、福利性事业单位，且缺乏进行高效管理、控制成本费用的内在动力。

之所以出现"管办不分"的问题，其根源在于计划经济体制下所形成的国家包办社会事业的体制。政府出资建设并统一管理社会事业的格局使政府既是实施全行业监督管理的公共管理者，又是举办社会事业的出资人，权力人与所有人双重身份集中于政府主管部门一身，容易造成政府职能"越位"、"缺位"、"错位"并存，不利于政府对公立医院的管理和公立医院自身发展。

所谓"管办分开"就是要将公立医院监管职能与举办职能的相对分离，其核心是转变政府职能，理清政府对公立医院的权利和责任，重点强化政府的宏观调控、公共卫生和行业监管等职能，赋予医院更大的管理自主权，完善医院内部管理制度，提高服务质量和效率，改变我国传统的由政府规划、建设公立医疗机构并监督、管理其运营的"管办一体"模式，克服"医疗监管缺位、运营管理越位、医疗补偿不到位"的现象。

（二）"管办分开"的常见类型

世界各国政府管理公立医院的模式可以分为两大类：一类是政府直接采取行政化手段来管理公立医院，即"管办合一"的模式；一类是政府采取企业化手段间接管理公立医院，即"管办分开"的模式。这两种模式存在明显区别：如在"管办合一"的国家，医院院长由政府直接委任，医务人员聘任由政府相关部门审批，工资、福利参考公务员或社会事业单位待遇；而在"管办分开"的国家由医院集团董事会任命院长，医务人员聘任也由医院管理层自主决定。

2009年4月，《中共中央国务院关于深化医药卫生体制改革的意见》中提出积极探索管办分开的有效形式。2010年，卫生部等五部委《关于公立医院改革试点的指导意见》又做了更加具体的规定，要求各地积极探索管办分开的有效形式，有条件的地区可以设立专门机构负责公立医院的资产管理、财务监管和医

院主要负责人的聘任，建立协调、统一、高效的公立医院管理体制。政府有关部门按照职责制定并落实

按规划设置的公立医院发展建设、人员编制、政府投入、医药价格、收入分配等政策措施，为公立医院履行公共服务职能提供保障条件。自 2001 年以来，各地在公立医院"管办分开"方面进行了大量卓有成效的探索，并先后出现了 5 种不同的实践模式。

1."政府管、集中办"模式

即打破公立医院与原政府主管部门的行政隶属关系，组建专门机构履行政府"举办"医院的出资者职责，卫生主管部门履行具体的监管职能，如北京市海淀区就是采用了这种模式。

2."政府管、行业办"模式

这种模式与"政府管、集中办"的相似之处是解除了公立医院与原政府主管部门的行政隶属关系，组建专门机构履行政府"举办"医院的出资人职责，由卫生行政部门负责履行监管职能。其区别在于举办机构自身的性质也是行政管理类事业单位，且区分不同行业分别设置。

3."政府管、政府办"模式

即通常所说的"管办一体"模式，即在政府主管部门内部让监管职能与举办职能适度分离，山东省潍坊市是这种模式的代表。潍坊市卫生局在职能上"合二（监督管理与出资者职能）为一"，即受财政部门委托代表政府管理医院的国有资产，又拥有进行行业管理的职能，医院只对卫生局负责，不再疲于应付多头管理。与之相对应，潍坊在市卫生局成立卫生监督处，作为公立医院的监管机构，同时设立了总会计师管理办公室，代行公立医院"办"的职责。取消了公立医院行政级别，变院长任命制为聘任制，同时赋予公立医院院长应有的经营权、用人权和分配权等。

4."政府管、单位办"模式

通过建立和完善法人治理结构，由公立医院独立开展业务活动，自主实现举

办宗旨，履行其公益使命，政府主管部门对其实施行政监管。这种模式强化了公立医院的独立性和自主性，目前主要有深圳市等地方采用。

5. "政府管、市场办"模式

按照"市场化"的改革指导思想，对公立医院实施转企改制，或通过公立医院私有化将其转制为非公有制单位，与原政府主管部门解除行政隶属关系，同时鼓励社会力量举办各类医疗机构。采用这种模式的地方目前以江苏省宿迁市为代表。

（三）公立医院管办分开的建议模式

各地关于公立医院"管办分开"的探索之所以呈现多样化特点，是由于对"管办分开"的政策内涵理解不同，对政府、卫生行政部门及公立医院的定位与权责划分认识不同以及各地经济社会发展、卫生资源基础等方面的客观差异所造成的。这种多样化一方面体现了各地改革探索的创造性、灵活性，另一方面也表明了公立医院管理体制改革的艰巨性、复杂性。总的来说，实行管办分开后，政府工作重心将放在行业整体监管、为所有医疗机构营造公平竞争环境、促进多元化办医格局形成方面，能够以更加"中立"的身份，充分代表人民群众的利益，发挥公平、公正的行业监管作用，实现医疗服务的有效供给，但不同的实施模式对最终改革效果也会产生不同的影响。

一是"政府管、集中办"模式除了原先的卫生主管部门外，还需增设举办机构，加大了运行成本，从实践来看举办机构难以彻底改变传统部门体制下的管理方式，对公立医院仍然存在管得过多、过细的问题。而且管、办两套机构都可以向公立医院发布指令，容易因"一仆二主"而无所适从、疲于应付。

二是"政府管、行业办"模式的缺点与"政府管、集中办"模式类似，由于举办机构按照行业进行设置，运作专业性会有明显提高但诸多行业均设立公共事业举办机构会带来机构膨胀和运行成本增加的问题。

三是"政府管、政府办"模式在政府主管部门内部将监管职能与举办职能"合二为一"，使分散于药监、物价、工商等部门的监管职能，分散在财政、人事、编制等方面的人、财、物调配职能集中于卫生部门一家，有助于解决公立医院的多头管理弊端，新型农村合作医疗的运行经验也证明卫生部门"一手托两家"的专业优势。

四是"政府管、单位办"模式有利于落实公立医院的独立法人地位，使公立医院的责、权、利得以明晰，独立开展业务活动。但这种模式有效发挥作用的前提是完善现代法人治理结构，理顺政事关系。但现代法人治理结构不可能在短期内顺利建立，因此完全实现"政府管、单位办"需要相当漫长的过程。我国公立医院数量庞大，全部放手实现"单位办"，对政府的监管能力也是重大考验。

五是"政府管、市场办"模式有利于鼓励社会力量参与兴办公益事业，形成创办主体、投资主体以及出资形式、举办方式多元化的模式，能够迅速打破公立医院的垄断格局，通过市场机制提高公立医院的经营管理效率。但"政府管、市场办"存在的最大问题是医疗机构大量民营化之后，医疗服务的公益性也将无法有效保障，特别是基本医疗服务与公共卫生服务的公共服务性质决定了其不能完全通过市场机制予以提供，"市场办"并不具备对所有公立医院的普适性。

因此，考虑到现阶段我国的国情和公立医院现状，在管办分开的具体形式上，笔者认为采取"政府管、政府办"的模式比较适宜，成立隶属于卫生行政部门的医院管理局，即"管办分开不分家"的形式。在二者的分工上，卫生局的职责类似于"裁判员"，是行业主管部门，负责管政策、管规划、管准入、管标准、管监督，但不再承担公立医院运行的具体管理职能。医院管理局的职责类似于"教练员"，主要代表政府履行出资人职责，管理辖区内公立医院

1. "管人"的职能

负责按照干部管理权限任免公立医院院长，按照院长任期目标责任负责日常监管和绩效考核，根据院长提名，按照相关程序任免医院管理层。

2. "管事"的职能

负责组织医院贯彻落实法律法规和卫生政策、规划、标准，审查批准医院发展计划、年度预算决算、基本建设和大型设备采购计划、人事分配制度等重大事

项，推进医院管理机制改革，推进专业化、精细化、标准化管理。

3."管资产"的职能

负责医院国有资产的监督和管理，整合优化资源，提高资产运营效率和效益。

"管办分开不分家"的优势在于：通过整合，将分散于多个部门的公立医院管、办职能集中到一个部门统一管理，可以较好改变分散管理的本位主义和短期主义弊端，提高管、办的全局性、长期性和协调性。

第一，利于集中决策和统一负责。多头管理在客观上导致了部门利益分割，形成政出多门、相互掣肘、争权诿责的局面。实行"管办分开不分家"，将公立医院举办、管理两大职能的分歧、冲突融合在一个全面负责国民健康的部门内部，可以减少协调成本，提高决策效率，增强重大政策的集中性和权威性，克服单个部门决策的狭隘性。

第二，能够较好统筹管、办两大职能。画地为牢的分散管理体制人为割裂了公立医院服务举办和管理职能之间的内在联系，容易增加矛盾和对立，面对一些复杂问题如"看病难"时，也很难准确区分是医疗机构数量不足还是效率不高的原因，究竟该采取增加医院数量还是提高医疗服务效率的手段增加医疗服务供给仍待解决。在"管办分开不分家"模式下，卫生行政部门能够平衡二者的关系，同时运用自身专业优势，有效引导医疗服务体系走适宜的技术路线，向着合理的方向发展，从而更加高效地解决国民健康问题。

第三，能实现控制扩张和满足需求的平衡。医疗机构的规模和数量决定了国民医疗服务需求满足程度，但二者之间也存在着无法避免的矛盾，即医疗服务需求不断增长，而医疗机构的整体规模不可能无限扩大。在卫生行政部门统管两大职能的前提下，不仅可以继续发挥信息优势和技术优势，对公立医院的控制手段会更加丰富，行业管理优势也将更加充分，有利于准确发现控制扩张和满足需求的平衡点，有效抑制医疗机构的不合理行为，提高其整体运行效率。

(四) 医院管理局的组建

在医院管理局的组建上，要注意把握几个方面的问题。

1. 形成合理的权责体系

卫生行政部门集中了多个政府部门的职能权限，如国有资产的监督管理及所有权本由国有资产管理部门行使，对公立医院服务成本的补偿本由财政部门行使，对公立医院基本建设、重大设备购置的审批权本由发改、财政等部门行使，对人员的聘任考核权本由人社部门行使，必须在当地政府的领导下予以科学整合、统一授权，防止职能部门之间的权力博弈。要建立合理的权力运行支持、监督和制约机制，避免集中权力所带来的寻租等腐败行为。同时要对公立医院充分放权，赋予其应有的经营自主权。

2. 形成合理的治理结构

公立医院兼具经营性和公益性的双重属性，医院管理局作为从事医院管理的专门机构，在人员配置上应由行政管理人员、经营管理人员、医药专业人士和财会审计人才组成，以适应医疗行业和公立医院运营的特殊要求。机构的具体管理、运营机制可借鉴公司治理模式，有条件的还可建立委员会制度，形成重大事项的民主决策机制。

3. 形成合理的考核机制

实行"管办分开不分家"式管办分开后，补偿方式的确立和财政资金、医保费用给付，均需以医院管理局建立科学合理的监管、考核机制为前提。对公立医院的考核要结合各项公益指标、医疗指标和管理指标如人均费用、平均住院日、社会满意度、新技术和业务开展情况等进行综合评定，考核结果作为对医院管理层奖惩兑现及公立医院财政资金、医保资金的重要依据，引导公立医院在实现自身发展的同时实现其社会公益目标。

五、关于"医药分开"

医药分开就是医治和用药分开，医生专注于医治疾病，药品销售行为与医疗行为相对分离，以控制不合理用药，降低医疗总费用。改革以前，在我国医疗体制中患者经医院诊断和治疗之后，如果需要使用药物治疗，也是在医院的药房购买药品。特别是药品价格加成政策的实施，使医院的药房收入成为医院重要的收入来源和保证医院正常运转的重要条件，因经济利益驱动导致不合理用药的情况屡禁不止，政府实施医药分开。

（一）我国医药分开的实践探索

医药分开是深化医药卫生体制改革的重要内容，也是当前公立医院改革所面临的一个重大难题。越来越强，药品收入在医院总收入和补偿资金结构中的比重越来越大，最终导致从药品销售过程中获取15%—30%价差的"以药补医"机制演变成为不折不扣的以药养医机制，价格高的新药、贵药、进口药、专利药往往受到临床青睐，而疗效稳定、价格低廉的一些常用药遭遇"逆淘汰"，逐渐从临床一线销声匿迹，甚至在政府规定的加成率以外。

通过以上关于"以药养医"政策性文件的梳理不难发现，随着医药卫生体制改革和公立医院改革进入"深水区"，"十二五"期间我国以破除"以药补医"机制为关键环节，推进医药分开，逐步取消药品加成政策，将公立医院补偿由服务收费、药品加成收入和财政补助三个渠道改为服务收费和财政补助两个渠道。当前，如何积极而稳妥地取消"以药补医"将成为近一阶段医改的重点任务。

关于"医药分开"的具体内涵，通常存在这么几种认识：

（1）由医生开处方，由药剂师配药，在医院内部实现医生和药师的专业分工。

（2）医院和药房分开设置，医院将药房和药事人员予以剥离，交由药品企业经营管理。

（3）在医院内部实施医、药收支分开核算，取消药品销售加成，实行收支两条线管理。

其实，真正意义上的"医药分开"应是切断医院、医生处方行为与药品销售之间的直接经济利益联系，医疗行为与药品销售行为分开、医疗服务补偿与药品经营赢利分开，医生靠诊断、处方、手术、治疗的医疗行为获得合法收入，药品经营企业则通过销售药品、用药咨询服务获取合理利润。由此可见，上述三种认识均存在其局限性。

（二）"医药分开"的实现路径

从长远来看，"医药分开"是为了建立药品流通竞争机制，切断医院、医务人员与药品营销商之间不正当的经济利益关系。而药品销售的关键在于医生的处方，如果控制不了医生的开方动机，即使医院将药房剥离给药品经营企业，医药代表照样可以用"回扣"、"提成"利诱医生用药。

1. 支付方式改革

当前，一个可行的做法就是支付方式改革。在按项目收费模式下，政府虽然对每一个项目的收费标准严格控制，但限制某一项收费却无法限制医生多开项目，尽管控制了单价但无法控制总费用。简单地推行"收支两条线"，将医生收入与医疗服务之间的联系完全切断，又会使得医疗机构无法吸引和留住优秀医生。同样，简单地把医生的收入由与药品挂钩转变为与医疗服务挂钩，那么在医患之间信息严重不对称的情况下，医生很有可能诱导患者使用一些不必要且昂贵的检查项目，这与"以药养医"没有实质上的区别。如果我们改革一下支付方式，采取总额付费、按人头付费、按病种付费等支付方式，医院就形成了控制医疗费用的压力，药品费用由之前的医院收入来源变为成本组成部分，医院和医生自然就产生有控制医疗成本的主动性，医药费用自然会得到有效控制。

2. 收取医事服务费

由于改革过程涉及复杂的利益博弈，顺利推行医药分开的关键就在于提出一个可以让各利益相关方都相对满意的利益分配方案。特别是长期以来药品经营利润已经成为医院生存和发展的重要支柱，在医疗技术服务价格普遍较低的情况下贸然推行"医药分开"必然使医院承受巨大的经济压力。通过增设医事服务费形成医生收入的增量，在一定程度上可以调动医生积极性，鼓励医生多为患者服务。

医事服务费的设立体现了医生劳务价值，但形成的收入并不能简单地直接分配给医生，否则仍然无法遏制医生过度医疗的热情。医事服务费的收入应该进入医院整体收入，通过新的绩效考核制度完成医生的收入分配。通过创新激励约束机制改变医生的行为，使医生从卖药挣钱转向提高服务、降低成本获得合理收入。

这又意味着赋予公立医院在用人和收入分配上更大的自主权，对公立医院法人治理结构提出了更高要求。

更进一步讲，取消药品加成，将挂号费、诊疗费升级为医事服务费，还可对公立医院的收入来源进行结构性调整：医院的收益将取决于医疗服务的技术、水平、能力的竞争，激励医院提高医疗服务质量和效率，同时也激励医生回归"治病救人"的职业本位；切断医院收入与药品销售之间的利益关系，医院开多药并不能产生经济利润，从而有利于规范医疗行为，根除乱开大处方、滥用抗生素、过度用药等现象，切实减轻患者的负担；医事服务费从 2 元到 60 元不等，这种分层级收取费用的方式可以合理体现医生的劳动价值，同时激励医生提升自身的服务能力，使专家回归到诊疗疑难重症患者的职责定位。从患者的角度来看，取消每人次几元、十几元不等的挂号费、诊疗费，约束过度用药、滥用药等现象带来的间接费用减少，整体负担应是有所减轻的。

3. 增加财政投入力度

就目前来讲，财政投入总体上占公立医院总收入的比重平均不足 10%，财政拨款与医院提供公共医疗服务所需的资金之间缺口比较悬殊。如果占医院收入较大比重的药品收入被取消，单单依靠收到的医事服务费并不能弥补资金缺口。所以，医药分开不能只是简单地取消 15% 的药品加成，必须依靠财政、医保等部门政策联动，加大财政投入，在破除"以药补医"机制的同时建立合理的医院补偿机制，为公立医院提供充分稳定的经费保障，才能确保改革措施不走样。

第六章

医疗机构公共卫生资源管理

目前，我国医院资源相对充足，已经告别了"短缺"阶段，但优质医疗资源缺乏，且配置严重失衡。我国公立医院卫生服务供给配置分布不平衡，主要体现为城乡之间、不同层级医院之间资源分配不均衡。这主要是因为公立医院的经营方向受到利益诱导，将大量卫生资源特别是优质卫生资源投向高回报、高利润项目，而消费能力不高、病员相对分散的欠发达地区和农村地区因"回报率"低而不受重视，其结果是设备、技术、医护人员等绝大多数优质医疗资源集中于发达地区和城市，局部地区甚至呈现"过饱和"状态，而欠发达地区和广大农民居民可享受的医疗卫生服务供给，无论"量"还是"质"均低于发达地区和城市。

医疗机构公共卫生资源管理是指卫生行政部门对医疗机构的公共卫生资源进行规划、配置和监管的工作。该管理旨在确保公众的健康和安全，提供高质量的公共卫生服务。卫生行政部门通过卫生规划和政策来实施公共卫生资源管理。这些规划和政策旨在提高公共卫生服务的质量和覆盖范围，加强疾病防控和应急响应能力，推动基层卫生服务的发展等。

医疗机构按照功能和服务水平进行分类管理。不同级别的医疗机构承担着不同的公共卫生资源配置和管理责任。例如，三级医院在疾病防控、医学科研和高级医疗技术方面具有更强的能力，而一级医院则更侧重基本的公共卫生服务。公共卫生服务项目也是医疗机构公共卫生资源管理的重要内容。卫生行政部门制定和推广一系列的公共卫生服务项目，包括疫苗接种、传染病监测和控制、健康教育、慢性病管理等，以满足公众的基本卫生需求。资源配置和监管是医疗机构公共卫生资源管理的核心任务。

卫生行政部门负责确保医疗机构具备必要的公共卫生设施和设备，监督医疗机构的卫生标准和操作规范。此外，加强对医疗机构的监测和评估，确保公共卫生资源的合理配置和有效利用。通过医疗机构公共卫生资源管理，我国政府致力于提高公众的健康水平和医疗服务质量。不断加强管理能力和水平，推动公共卫生资源的优化配置和有效利用，是实现全民健康的重要举措。

第一节　医疗机构公共卫生资源概述

卫生资源是医疗卫生服务的基础要素。随着我国社会主义市场经济体制的建立和不断完善，如何科学、合理地进行卫生资源的优化配置，提高卫生资源配置效率与公平，已成为政府和社会关注的焦点问题之一。

一、卫生资源概述

（一）卫生资源的基本概念

卫生资源是指在卫生保健活动中所需要的各种资源。广义上，它包括所有用于支持各类卫生保健活动的社会资源。狭义上，卫生资源指的是在特定的社会经济条件下，用于投入卫生服务的各种资源的总和。衡量一个国家或地区卫生资源水平的重要指标包括卫生机构的数量，床位数量，卫生技术人员的数量，医疗设备的数量，人均卫生费用以及卫生总费用占国民生产总值（或国内生产总值）的比值等。另外，卫生资源的可获得性可以通过卫生资源量与服务人群数的相对比值来表示，例如每千人口的医生数量、每千人口的医院床位数量等。

（二）卫生资源的基本形式

1. 卫生人力资源

卫生人力资源是指那些已经接受或正在接受卫生专业技术或卫生管理方面的教育和培训，并且具备一定卫生技能和卫生领域管理知识的人员。主要通过衡量卫生技术人员的数量和质量来评估卫生人力资源的状况。卫生人力资源是医疗卫生服务活动的核心，他们的知识、经验、技术和道德素养直接影响着医疗卫生服务的质量和效果。他们承担着提供医疗、护理、卫生管理和其他卫生相关服务的重要角色。他们通过临床技能、专业知识和管理能力，为病人提供诊断、治疗、康复和预防服务，并参与制定和实施卫生政策以及卫生项目的管理工作。

2. 卫生物力资源

卫生物力资源是指卫生服务生产赖以进行的各种物质资料的总称，主要包括卫生机构、床位、器材设备、药品及卫生材料等。卫生物力资源是进行各项卫生服务活动的物质保证。

3. 卫生财力资源

卫生财力资源是指在特定时期内，国家、社会和个人为了预防和治疗疾病、提高健康而投入的经济资源。这些资源以货币形式存在，并用于支持卫生保健领域的各项活动。通常使用卫生总费用来衡量这种资源的规模。

卫生财力资源的投入对于卫生保健的提供至关重要。它涵盖了各种支出，包括医疗设备的购买、卫生机构的建设和运营、医疗人员的培训和薪酬、药物和疫苗的采购、卫生宣传和教育等。这些经济资源的投入直接影响着卫生服务的可及性、质量和效果。

卫生财力资源的充足与否对于国家和社会的健康发展至关重要。充足的卫生财力资源可以确保人们能够获得适当的医疗和健康服务，降低疾病的发生率和死亡率，提高整体健康水平。因此，有效管理和分配卫生财力资源是卫生工作中的重要课题，以确保资源的合理利用和卫生效益的最大化。

4. 卫生技术资源

卫生技术资源是指卫生服务领域科学与技术的总称。

5. 卫生信息资源

卫生信息资源是指在医疗卫生活动中经过开发与组织的各类信息的集合，它是保证医疗卫生服务市场良性循环的重要条件，是制订卫生计划和决策的重要依据，也是协调卫生组织经营活动的有效手段。

此外，卫生资源的形式还有卫生管理、卫生服务能力、卫生政策及卫生法规等无形资源。

二、卫生资源配置

卫生资源配置是指将卫生资源在不同领域、地区、部门、项目和人群之间进行分配和调整，以实现卫生资源在社会和经济层面上的最佳效益。这个过程包括两个方面：首先，卫生资源的初次分配，即资源的增量分配；其次，卫生资源的再分配，即对现有资源进行重新配置，以实现资源的优化利用。

卫生资源的优化配置涵盖两个层面的含义：第一，它要求在一定的时间和空间范围内，卫生资源的总量、结构和分布与居民的健康需求和卫生服务需求相匹配。这意味着要实现区域卫生服务的总供给与总需求之间的动态平衡。第二，卫生资源的优化配置还追求资源效益和效率的最大化。也就是说，在特定区域内，通过合理组合和分配卫生资源，以最小的投入获得最优的卫生服务产出和最大的健康收益。

（一）卫生资源配置方式

在市场经济体制下，经济资源的配置主要是通过价格、供求及竞争等市场机制来实现的。由于卫生资源有别于其他经济资源，卫生服务体现着一定的社会公益性与福利性，而鉴于卫生事业的特殊性，卫生资源的配置不能单纯地依靠市场机制来实现，而是要与政府的宏观调控相结合来实现。卫生资源配置方式主要有计划配置、市场配置以及计划与市场相结合的配置方式。

计划配置是一种重要的卫生资源配置方式，它主要依靠政府的指导性计划和行政手段来实施。在计划配置中，卫生资源被统一分配，并且卫生机构、发展规模、服务项目、收费标准等方面由政府进行统一安排。通过计划配置，可以从整体利益的角度规划卫生事业的发展规模，合理配置卫生资源。这种方式更加注重卫生事业的整体性和公平性，有助于避免民族、地域和经济差异等人为因素对居民健康保障的不公平影响。计划配置的优势在于能够通过政府的指导和调控，确保卫生资源在各个领域和地区的合理分配。它可以协调不同卫生机构之间的资源利用，避免资源的过度集中或过度分散。同时，计划配置还可以根据社会需求和公共利益，统一规划卫生服务项目和收费标准，以确保居民能够获得平等且质量可靠的医疗保健服务。

市场配置也是卫生资源配置的重要手段，并主要是通过竞争、价格、供求等市场机制来实现卫生资源在不同领域、区域等的分配。市场资源配置方式，以市场经济发展为基础，并自觉运用价值规律及经济杠杆的作用，可以将有限的卫生资源分配到不同层次、领域、区域等的医疗卫生服务中。这种配置方式能够较好地体现配置效率原则，可以满足居民多方面、多层次的卫生保健需求。

特别是，由于卫生服务的公益性与福利性质，以及市场机制存在的局限性，在卫生资源配置中，采用计划配置和市场配置相结合的方式，可以扬长避短，使有限的卫生资源得到优化配置，确保卫生资源利用的公平性和有效性。区域卫生规划是计划与市场相结合的有效配置方式，能够提高整个区域内的卫生服务效率与公平性。

（二）卫生资源配置的原则

1. 坚持以人为本，维护人民健康权益的原则

以保障居民健康为中心，以"人人享有基本卫生服务"为根本出发点和落脚点，是卫生资源配置应遵循的基本指导原则。随着我国经济社会的发展，人民群众对于健康的需求越来越高，居民健康已成为经济社会发展的重要指标之一，从而使提高居民的健康水平成为卫生事业发展的基本目标。卫生资源配置必须以维护人民群众的生存权与健康权为取向，提高服务质量，以满足群众多层次、多样化的医疗卫生服务需求，尤其是基本医疗卫生服务需求。

2. 与经济和社会发展相适应的原则

卫生事业的发展与经济社会发展相适应，是卫生资源配置中首要考虑的问题。目前，我国正处于全面建成小康社会的关键时期，随着经济的发展和人民生活水平的提高，城乡居民对卫生服务的需求有了很大的变化与提高，从而使卫生资源的配置总量不断增加，结构不断变化。特别是随着疾病谱的变化，即从以急性传染病为主转向以慢性非传染病为主，促使卫生服务的提供发生相应的变化。另一

方面，我国已经进入老龄化时代，人口持续老龄化导致慢性病的发病率和患病率上升，社会和个人的医疗负担增加，这也要求卫生服务的提供要发生相应的变化。

3. 效率与公平兼顾原则

卫生资源总是有限的，从而只有合理、有效地配置卫生资源，提高卫生资源利用率和综合服务能力，才能达到充分利用卫生资源的目的。卫生资源配置的效率主要表现在两个方面，一方面是筹集多少资源以提供卫生服务，另一方面是在卫生资源投入既定的前提下，卫生资源配置如何达到帕累托最优；同时，保证社会成员得到公平的卫生服务是政府在卫生领域追求的重要目标之一。卫生资源配置的公平性主要体现在卫生服务筹资和卫生服务提供两个方面。卫生服务筹资的公平性，即资金来源的公平性；卫生服务提供的公平性，主要体现在需要公平性、可及公平性和健康公平性三个方面。卫生资源配置的公平和效率是卫生事业可持续发展必须解决的两个关键问题。

4. 保证重点兼顾全局的原则

我国属于农业大国，我国人口的多数仍在农村，农民是卫生服务的主要对象，而我国大部分农村地区，尤其老少边穷地区卫生基础薄弱，因此，在当前卫生资源配置中，要重点考虑向农村地区、预防保健领域倾斜，新增卫生投入与卫生经济政策要优先向落后地区、农村尤其是老少边穷地区倾斜。

5. 投入产出原则

投入产出原则的实质是以较小的投入获得较大的产出。产出不仅包括直接经济效益，还包括间接经济效益和社会效益，即在满足卫生服务基本需要与公平的前提下，要重视卫生资源利用的效率与效益，提高卫生资源利用的综合效益。实现卫生资源配置的最优化和效益的最大化是卫生资源配置的核心与目标追求。坚持投入产出原则，有助于实现最小投入获得最大产出的资源配置目标，这既是资源配置必须坚持的原则，也是实现卫生资源优化配置的重要手段。

三、卫生资源管理

卫生资源管理是以国家卫生工作方针政策和社会卫生服务基本需求为依据，对卫生资源进行合理的配置、调控与监督，以充分有效地利用卫生资源的过程。当前，在社会主义市场经济体制与"基本医疗卫生制度"的背景下，我国卫生资源管理，要以"人人享有基本卫生服务"为取向，既要充分利用现有卫生资源，又要充分调动各方面的积极性，使卫生资源总量增多；既要合理配置卫生资源，提高卫生资源利用的公平性，又要优化卫生资源配置，提高卫生资源利用的综合效益；既要加强卫生资源的行业统一宏观管理，又要推进卫生资源的分级微观管理；既要推进卫生资源管理体制改革，又要协调部门责任与强化监督，实现卫生资源统一管理与可持续发展等，这是现阶段我国卫生资源管理的基本要求。

第二节　医疗机构公共卫生人力资源管理

随着全球医疗一体化的不断深入发展和信息时代的到来，我国医疗机构管理中心面临着新的管理环境，这对其自身提出了更高的要求，需要不断创新和调整以应对严峻的管理挑战。在这种背景下，对我国医疗机构常见的人力资源风险管理问题进行深入研究并制定合理的干预措施是十分必要的。

在现代医疗机构中，人力资源风险管理是一项关键任务。这涉及医疗机构管理中心人员的招聘、培训、激励、绩效评估、离职管理等方面的工作。人力资源风险包括人员流动性、人员素质与能力不匹配、人员离职率过高等问题，这些问题可能会对医疗机构的正常运行和服务质量产生负面影响。

因此，对于人力资源风险管理问题，医疗机构管理中心需要深入研究和了解其根源，并制定相应的干预控制措施。这可以包括改进招聘策略，提升培训和发展计划，建立激励机制，加强绩效评估体系，改善员工福利和工作环境等。同时，利用信息技术和数据分析手段，可以更好地监测和预测人力资源风险，及时采取措施进行干预和调整。通过深入研究和制定合理的干预措施，医疗机构管理中心可以更好地管理人力资源风险，提高人员的稳定性和素质，促进医疗机构的稳定运行和提供优质的医疗服务。这对于适应新的管理环境和应对管理挑战具有重要意义。

一、医疗机构人力资源管理的概念与内容

医疗机构人力资源管理是指在医疗机构组织中，根据法律规定，对员工进行规划、管理、培训等一系列管理活动和过程的总和。它旨在开发员工的智力、提高科学文化素质和道德觉悟，充分发挥现有能力并挖掘潜在能力。

医疗机构人力资源管理的内容包括预测和规划医疗机构人力资源需求、组织人力资源以及进行培训等活动。它还涉及对人力资源进行甄选、合理配置和有效利用。在机构和员工的关系方面，人力资源管理注重机构与员工之间的双向承诺，追求组织目标和员工个人目标的共同实现。总之，医疗机构人力资源管理是建立在现代人力资源管理理论和管理思维基础上的一种管理方式。

医疗机构的人力资源管理工作的主要任务就是对人事进行合理的调配、评定员工职称、对员工的培训并考核、员工薪酬福利的分配以及人事档案资料的保管等，在人力源管理过程中融入思想政治工作可以有效地调动医疗工作人员的工作热情，提高工作人员的工作道德素质，使工作人员的综合素质得到提高的同时，有利于医疗机构人力资源管理机制的不断完善，从而提高工作人员的工作质量。

人力资源管理是一种现代科学方法，用于组织和调配特定条件下的人力资源。它强调充分发挥人的主观能动性，以实现最佳的人力资源配置，从而提高组织的运作效率。在医疗机构中，人力资源是各种活动的基本动力，因此医疗机构管理在一定意义上就是对人的管理。

医疗机构人力资源的编设需要合理合情，确保适当的人员配备比例，优化整体结构，以确保各项任务的顺利完成，促进机构的健康发展。深化人事制度改革并推动卫生事业单位的发展是人事干部面临的重要课题。在现代医疗机构中，需要以人力资源为核心进行管理，将人力资源置于首要位置，因为人力资源是医疗机构各种资源中的重要组成部分。

二、医疗机构人力资源管理的特点

作为医疗机构决策管理的主要组成部分，人力资源管理在医疗机构整体管理中具有战略性的重要性。现代社会中，人力资源管理的重要性得到了广大用人单位的认可，同样，这对于医疗机构提升核心竞争力也至关重要。人力资源管理的情况成为衡量医疗机构发展的关键指标，具有战略性地位。

相较于传统的人力资源管理理念，现代社会中的医疗机构更加注重人力资源管理的全面性。全面性包括对员工工作表现的管理，同时也关注员工的思想动态、职业规划以及社会关系等多个方面，更加重视员工个人的合法权益。在当前新形势下，人力资源管理聚焦于员工的各个方面，具有全面性的管理特点。

三、新形势下医疗机构人力资源管理的不足

（一）人事管理体制僵化，人才流动机制不完善

由于受到卫生行政主管部门的严格管理限制，医疗机构人才流动受到过多干预，难以引进优秀人才；机构内部的就业岗位固定，缺乏竞争意识和积极性，导致人才流动不畅，影响了人才的引进和培养。

（二）机构内部管理体系不健全

医疗机构内部缺乏统一的人力资源管理标准和体系，导致管理混乱。内部培训、考核等制度管理不完善，影响了员工的发展和激励。医疗机构需要建立一个完善的内部管理机制，加强层级管理和内部凝聚力，以留住优秀人才并提高组织效能。

（三）缺乏财务管理人才

在医疗机构财务管理方面，缺乏专业的管理人才。机构需要应对医疗体制改革和新会计制度的挑战，加强内部财务管理，提高经济效益和可持续发展水平。同时，医疗机构也需要适应信息技术的快速发展，利用先进的管理理念和技术，推动财务管理的信息化进程，实现创新和改进。

四、我国医疗机构人力资源管理的应对措施

（一）坚持科学管理理念，规范竞争方式

在知识经济发展时代，市场竞争实质上是人才竞争，医疗机构作为一个组织，也需要在人才管理方面建立科学的理念。特别是在人力资源的合理配置方面，需要进行全面科学的管理。医疗机构应该尊重人才的职业个性，不断满足优秀人才在市场需求方面的要求，切实提高对优秀人才的重视程度。

医疗机构在人力资源综合管理制度方面，应根据其实际发展需求，加强对人

力资源的综合管理支持。在人才竞争招聘管理方式上，应采用公开透明的竞争招聘形式，确保管理规范化和科学化。对于招聘的新员工，应严格评估其专业技术理论水平和临床实践应用技能水平，最终选择优秀者录用。对于直属医疗机构的特殊专业人才，可以拓宽人才招聘渠道，坚持科学公平竞争的原则，确保人才录用引进的决策客观性和竞争公正性。

医疗机构还应致力于建立良好的人才培养和激励机制。通过提供培训和发展机会，帮助员工不断提升自身能力和知识水平，从而实现医院与员工的共同发展。此外，医疗机构应设计合理的薪酬和福利体系，激励员工的积极性和创造力，提高员工的归属感和忠诚度。

（二）健全内部管理体系

医疗机构在医疗体系中扮演着至关重要的角色。因此，相关管理人员应高度重视机构的内部管理工作，并建立完善的内部管理控制体系，以确保人力资源管理的各个方面能够顺利进行。

特别是在应对突发疾病时，医疗机构必须积极采取有效措施，防止问题进一步扩大。这需要引进优秀的专业人才，并建立完善的激励机制，以吸引和留住人才。通过提供具有竞争力的薪酬福利、职业发展机会和良好的工作环境，激励员工发挥他们的潜力，并为他们的发展提供支持。

同时，医疗机构也应建立健全的保障制度，以确保员工的发展得到有效保障。这包括为员工提供良好的培训和学习机会，帮助他们不断提升专业技能和知识水平。此外，机构还应关注员工的工作生活平衡，提供良好的工作条件和福利待遇，关心员工的身心健康。

全面建设城镇职工职业培训管理体系，落实绩效考核、薪酬待遇激励等公平竞争机制，为每位医疗人员提供良好的发展前景和发展机会。通过引入先进的培训管理模式和方法，提升医疗人员的专业素质和技能水平，使他们能够更好地履行职责，应对各类疾病威胁，并为社会健康作出贡献。

（三）进一步提升人员队伍的整体素养

随着移动互联网和信息技术的快速发展，医务人员可以通过各种渠道实时获取医学知识，这为他们提供了宝贵的机遇。然而，要充分利用这个机遇，医务人员需要保持学习的状态，营造积极的学习氛围，并树立良好的学习意识。只有如此，他们才能意识到自己的不足，并通过学习来提升自己。

医疗机构应定期进行技术培训，特别注重医务人员在相关专业知识和临床操作技能方面的提升。这样，医务人员就能够不断扩展和提升自己的理论知识和专业技能，跟上时代的发展步伐，为医院的可持续发展做出贡献。

在新的形势下，建立完善的医疗机构人力资源管理体系，这对于我国医疗事业的发展至关重要。良好的人力资源管理能够有效推动医疗机构的长期发展，促进各项服务管理体制的不断完善。同时，它还可以提高医疗机构的整体医疗服务管理质量，使更多优秀的医务人员能够充分发挥作用，推动我国医疗事业的长远进步。这种管理体系能够有效吸引、培养和留住优秀人才，建立激励机制和职业发展通道，提高医务人员的工作积极性和创造力。同时，它还能够确保人力资源的合理配置和优化组织结构，提高工作效率和服务质量，为患者提供更好的医疗服务体验。因此，建立完善的人力资源管理体系对于推动我国医疗事业的发展和进步具有重要意义。

第三节　医疗机构公共卫生财力资源管理

一、新时期医院财务管理中存在的问题及其完善的必要性

(一) 风险意识低，未有效落实预算控制工作

在新时期，公立医院面临越来越多的内外部挑战。但是，部分医院管理者和财务人员对风险的认识还不够，没有真正意识到内部控制和预算管理的重要性。虽然这些医院制定了预算方案，但在执行工作的过程管理和监督不够紧密，预算无法发挥应有的作用。一些医院的预算管理体系设计还需完善，管理效率和质量待提升，预算的约束作用和价值导向不能得到体现。主要原因在于，医院预算编制难以抓住不断变化的业务特点和长期规划，导致预算仅成立项，与实际运营脱节。

部分医院甚至疏于预算工作，未真正树立风险防控意识。需要进一步优化预算管理流程，强化监督执行，提高预算编制的实用性和预见性。医院各部门也需深入配合，共同推进预算管理全面有效实施，为医院可持续健康发展提供保障。因此，我们需要加强对财务预算管理的重视，增强风险意识，确保财务预算的准确性和有效性，以更好地指导和约束医院的运营活动。

为此，医院管理者和财务管理者应重视内部控制和预算管理，建立健全的预算管理体系。首先，医院需要加强财务数据的收集和分析，确保预算编制的准确性和可靠性。其次，预算管理需要与医院的战略目标和发展规划相衔接，确保预算的长远性和可持续性。同时，医院应加强内部控制，建立有效的审计机制，监督预算执行情况，及时发现和纠正问题，培养和提升医院管理团队的财务管理能力。

通过加强财务预算管理，医院可以更好地规范运营行为，提高资源利用效率，降低财务风险，实现可持续发展。同时，科学合理的预算管理也有助于医院提高质量与效益，提升服务水平，为患者提供更好的医疗体验。因此，加强财务预算管理对于公立医院的发展具有重要意义。

（二）财务管理技术滞后且与实际脱离

成本管理作为财务管理的重要组成部分，在医院中的运用显得尤为重要。然而目前很多医院在成本管理水平和方法上仍需改进。一些医院成本核算较低，难以为具体项目和病种提供支撑，导致预算指导能力不足。部分医院财务管理与医疗业务脱节，难以把握动态调整管理需求。同时，一些医院财务部门同业务前线的协同配合不力，在绩效评估、成本控制等环节落实不足。财务监管执行也需加强。当前情况下，医院需要优化成本核算细节度，提高数据支撑决策能力。财务部门需要深入了解业务，协同业务规划和决策，实现前后流程有效衔接。医院还应强化各部门目标管理，通过成本管控激励提质增效。只有协同配合，成本管理才能真正发挥作用，支持医院可持续健康运营。

因此，我们需要加强医院财务管理的实践与理论相结合，提高财务管理水平。财务部门应与业务部门紧密合作，了解业务需求和实际情况，制定符合医院发展和经济状况的财务管理策略和措施。同时，加强财务监管，建立健全的财务内控制度，确保财务数据的准确性和安全性。财务管理人员应不断提升自己的专业知识和技能，与时俱进，适应新形势下的财务管理需求。通过加强财务管理的实践与理论相结合，医院能够更好地实现财务管理与业务发展的有机结合，促进医院的稳定运行和可持续发展，提高整体运营效率和质量，为患者提供更好的医疗服务。

（三）财务管理的信息化程度低

目前，许多医院在财务管理方面仍然采用传统的模式，未充分应用现代信息技术和管理软件等工具，导致财务管理的信息化程度较低。这种滞后的信息化建设情况会影响新旧财务管理制度之间的衔接，同时也妨碍了基础数据的录入、保存、分析和处理等工作的顺利进行。

在财务管理中，财务预算管理、内部成本控制和核算等工作都需要依靠现代信息技术手段来完成。然而，许多医院尚未充分利用现代信息技术，未引入相关管理软件和系统，导致财务管理仍然依赖于传统的手工操作和纸质文档。这不仅增加了工作的复杂性和耗时，还容易出现数据录入错误和信息传递不畅的问题。

信息化程度低的财务管理也会影响新旧财务管理制度之间的衔接。随着医院财务管理制度的不断更新和完善，传统的手工操作和纸质文档已经无法满足管理需求。缺乏信息化工具的支持，新的财务管理制度无法得到有效执行和监控，而与旧制度之间的衔接也变得困难。

此外，信息化程度低还会妨碍财务管理中基础数据的录入、保存、分析和处理等工作的顺利进行。现代财务管理需要大量的数据支持，包括预算数据、成本数据、财务报表等。如果没有现代信息技术手段的支持，数据的录入和处理将变得烦琐和容易出错，影响管理决策的准确性和及时性。

现代信息技术可以提供高效的数据搜集、分析和处理，从而提高工作效率，减少人为错误的发生，确保财务数据的真实性和准确性。此外，现代信息技术还可以提供实时的数据分析和决策支持，帮助管理者更好地把握医院的财务状况和发展趋势，做出更明智的决策。

信息化手段还可以促进财务管理与其他业务部门的协同工作。通过信息化平台的建设，不同部门之间可以共享数据和信息，提高工作的协同性和准确性。财务管理与临床、人力资源、采购等部门的协调和配合将更加紧密，促进整个医院的运营效率和管理水平的提升。

（四）完善医院财务管理的必要性

在新的历史时期，医院财务管理正面临深刻变革。医疗体制改革和国家新会计制度的实施，对医院管理带来深远影响。这为医院提供了优化内部管理、开拓发展新动力。只有增强内控能力和风险防范意识，财务管理才能与医疗管理保持同步协调，助推医院嵌入体制改革，顺利迈入新阶段。与此同时，信息技术的高速发展也赋予医院新的管理机遇。特别是那些传统管理模式医院，须通过创新财务流程、提升信息应用水平等路径，跟进数码化变革步伐。医院财务管理工作亦需加强重点引领，因势宜变改革调整重心。立足未来趋势研发新举措，凝聚技术管理优势，巩固竞争地位的同时推动机构目标的实现。只有与时俱进提升管理水平，医院才能在变局中找到更好发展方向，继续为社会提供优质服务。

通过引入先进的信息技术，医院可以实现财务管理流程的自动化和数字化，提高数据的准确性和可靠性，加强财务预算管理和内部成本控制的能力，有效应对风险，并及时进行决策分析和预测。同时，新技术的应用也可以促进医院财务管理与其他管理系统的衔接，实现信息的共享和协同，提高管理效率和绩效。

二、影响医院财务管理的相关因素分析

（一）新时期医院社会职能的转变

随着社会福利事业的深入发展，人民群众对高质量医疗健康服务的需求不断增长。医疗机构作为社会公益机构，一方面需要提供优质医疗服务，同时肩负起更多的社会职责。全面推进医疗改革后，医疗环境发生深刻变化。医疗机构面临新挑战的同时，财务管理质量也更加决定机构可持续健康发展的能力。现代医疗水平的不断提升，需要医疗机构利用科技优势来满足人民群众不断提高的健康期望。同时也需要持续做好内部管控与预算管理，保障制度运行需要。

在财务管理方面，医院需要建立健全的内部控制体系，确保财务活动的合规性和规范性。内部控制的加强可以有效减少财务风险，防范财务失误和违规行为的发生。此外，医院还需要加强预算管理，合理规划和分配财务资源，确保资源的有效利用和业务目标的实现。通过预算管理，医院可以更好地掌控经济状况，优化资源配置，提高经济效益。

同时，医院还可以借助信息技术和财务管理软件等工具，实现财务管理的信息化和数字化。通过引入先进的管理技术和系统，医院可以提高财务数据的准确性和及时性，加快财务信息的处理和分析速度，为决策提供可靠的依据。信息化

的财务管理还可以促进不同部门之间的协作和沟通，提高工作效率和管理水平。

（二）医院发展环境的改变

在新时期，医院面临着竞争压力和发展挑战，财务管理在医院的发展中具有重要作用。医院需要合理利用财务资源，加强内部财务控制和预算管理，以实现更好的发展和提高医疗水平。

首先，财务管理可以帮助医院科学合理地配置财务资源。医院需要根据业务需求和发展战略，合理规划和管理资金。通过有效的财务管理，医院可以优化资源配置，提高财务资源的利用效率，确保资金用于切实需要的方面，从而增强医院的发展实力。

其次，财务管理对于财务决策的准确性和及时性具有重要影响。医院需要进行财务分析、预测和评估，以便做出科学决策。财务管理提供了有效的财务数据和信息，帮助医院了解经济状况、成本结构、收入来源等关键指标，从而为决策提供可靠的依据，确保决策的科学性和可行性。

此外，财务管理还有助于加强对内部财务流程和风险控制的监督。医院需要建立健全的内部控制体系，确保财务活动的合规性和规范性。财务管理的强化可以有效减少财务风险，防范财务失误和违法违规行为的发生，保障医院的财务安全和合规运营。

三、新时期完善医院财务管理的策略

（一）强化财务风险及内部控制体系建设

新时期，医疗机构亟须强化财务风险管理，提升内部治理水平。一方面，应构建科学的风险预警体系。结合多方面因素分析指标风险，及时处置，降低损失发生概率。另一方面，管理层需重视财务管理的指导作用。深入推进相关改革，确保制度体系落实。同时，医疗机构内部各环节控制也需加强。日常监督与预算执行，都是重中之重的工作程序。此外，培育管理者的思维转换尤为重要。贯彻内控意识，将其纳入全局规划，以提升整体治理水平。总之，汇集各项举措所长，全面优化财务治理体系，是医疗机构强身健旺的重要保障。只有实施科学管理，巩固基础，医疗事业方能应对新挑战。

医疗机构内部控制管理需要在多个层面进行优化。一是加强预算管理与日常核算。财务部门应高效完成会计工作，保证数据准确性。二是分类推进各控制环节。包括制度建设、预算编制与执行以及后续审计考核。三是注重风险防范体系建设。健全各类风险控制机制。四是加强稽核查档力度。开展离职审计等，提升内部管理质量。五是注重财务队伍建设。动员培训以提升专业水平。六是优化信息应用与资源配置。确保工作开展高效有序。总体来说，医疗机构需细化各项措施，形成全面纵向优化治理的格局。这将有利于财务工作跟随机构不断成长，持续提升管理水平。

（二）健全财务管理职能强化成本控制及管理

新时期，医疗机构需优化财务管理工作机制，强化分析预测与预算编制水平，充分发挥服务导向功能，实施全面预算管理，适度扩大范围、完善机制、严格控制。建构成本管理体系，执行成本控制与绩效考核工作。完善绩效考评机制，将绩效与成本紧密结合。培养全面成本意识，调动员工积极性，明确各岗工作职能。

深入参与医疗活动科学规划，倡导以服务为导向的理念。总体来看，医疗机构需细化各项措施，发挥财务管理的主导作用。为医疗服务提供科学指导，保障机构可持续健康发展。

医疗机构运用信息技术提升财务管理水平，充分利用信息化优势，构建科学的财务平台体系也是一个必然趋势。利用大数据、云计算等技术手段，建立全面立体的成本核算体系。同时引入相关专业人才对信息系统持续优化升级，分类细化各模块数据，确保数据真实性。针对不同目标将成本管理工作细化落实，如将诊疗、床位管理等作为重点把关对象，以信息手段深入各业务细节，形成全过程性监控。

（三）提高财务管理信息化水平

数字化成为医疗机构提升财务管理水平的重要途径。借助大数据、人工智能等技术手段，提高信息收集与处理能力，精准高效获取财务数据，为后期分析提供支撑。同时利用专业财务软件、数据分析技术进行深入挖掘，服务预算编制与决策。也可以采用云计算理念，科学规划各管理模块。强化信息流管理，实现在线监测与分析，综合各新技术优势，研发专用管理APP，方便随时查询监督，提升工作效率。以信息手段优化全过程，助力财务管理规范高效开展，将成为医疗机构提升管理水平的新动力。实现数字化转型对财务工作影响深远。

新时期，医疗机构面临诸多机遇与挑战。财务管理工作质量直接影响机构可持续发展能力。医疗机构需要科学推进内部管控，强化资金监督与问题分析，确保顺利运行。同时，高层领导须重视财务治理工作，提升风险防范意识，利用信息技术建设完善的预警体系。还应探索新形式新方法，优化财务管理流程。既精准规避风险，又释放管理潜力。未来还需深入推进数字变革，强化各模块监督，全面提升治理水平。只有科学开展内部工作，医疗机构才能顺利应对变化，实现更好发展。

第四节　医疗机构公共卫生信息资源管理

随着医院管理的科学化和管理手段的现代化，医院信息化建设已成为重要议题。在这一过程中，信息科学在医院中的角色定位和职能发挥至关重要，这是一个值得深入研究的课题。

医院信息化应致力于为医院管理和医学科学技术服务。它以信息理论和信息技术为基础，以信息应用为重点，积极推动信息的有效利用，不断提高信息服务的质量。信息科学应紧密围绕医院信息化、自动化和现代化建设的要求，关注先进的信息科学理论、技术和方法，力求将信息科学建设成为一个实力强大、信息化水平较高的信息服务中心，为医院的信息化和现代化建设提供全方位支持。

在医院信息化建设中，信息科学可以发挥多种作用。首先，它可以提供高效的信息管理系统，帮助医院实现信息的集中存储、快速检索和准确传递，提高工作效率和信息安全性。其次，信息科学可以支持医院的决策和规划过程，通过数据分析和预测，为管理者提供科学依据，促进决策的科学化和精细化。此外，信息科学还可以促进医院之间的信息共享和合作，提高医疗资源的整合和利用效率，实现优质医疗资源的均衡分配。

在中国，目前有数百万家医疗卫生机构，其中包括约 2.5 万到 3 万家医院。在这个数量庞大的医疗卫生机构中，大约有 90 万家基层医疗卫生机构，包括城市社区卫生服务机构、诊所、乡镇卫生院和村卫生室等。为了解决人民群众的基本医疗卫生服务和基本公共卫生服务问题，保障服务的公平性和可行性，基层医疗卫生机构必须承担主要责任。因此，基层医疗卫生机构的信息化建设至关重要，信息科学在此过程中具有重要作用。

信息科学可以帮助基层医疗卫生机构实现信息化管理，包括电子病历管理、医疗数据分析、在线预约挂号、远程医疗等方面。通过信息科学的支持，基层医疗卫生机构可以提高工作效率、优化资源配置、改善服务质量，并促进医疗卫生服务的公平性。因此，信息科学在医院信息化建设中应发挥重要作用，特别是在基层医疗卫生机构的信息化建设中，可以推动基层医疗卫生服务的提升，为广大人民群众提供更好的医疗卫生服务。

一、医院信息化与"云计算"

我国医院信息化建设大致可以分为三个阶段：医院管理信息化阶段，即医疗信息在全院各部门的共享；临床管理信息化阶段，即电子病历等无纸化、无胶片化信息在医院之间传递、共享；③局域医疗卫生服务阶段，即以大型数据库为基础，实现医疗信息在医院、社区、医疗保险、政府部门之间的共享。目前，我国多数地区尚处于第一阶段向第二阶段过渡的状态，由各级各类医院自行分散建设的医疗卫生信息系统已经严重滞后。

目前主要存在以下问题：

国家尚未重视信息化建设在加强行业监管、规范医疗服务方面的巨大潜能，对此既无硬性要求也无资金扶持，造成了信息化建设各自为政的混乱状态，信息资源难以得到有效的共享。东中部地区三级医院及规模较大的二级医院信息化建设普遍使用计算机进行以财务核算为中心的管理应用，多数已进入临床信息系统建设阶段，县乡和中西部地区薄弱的信息基础设施使区域内医院信息化建设举步维艰。

多数医院还没有完成由经验管理向科学管理、信息管理的过渡，对信息化投入不积极，甚至认为是浪费资金，有限的设施条件无法满足高性能服务器运行的要求。此外，医疗信息系统建设涉及权、利的再分配，成为影响建设的内在阻力。

由于医疗服务的特殊性与复杂性，缺乏同时精通计算机网络技术和医学、医院管理知识的复合型人才，信息化产品低水平重复、研发创新能力不强，不能较好适应复杂且多变的卫生管理、医疗服务需求。同时重硬件轻软件的现象普遍存在，缺乏对软件知识价值的认可，医疗信息化水平明显滞后于政府和企业，建成或在建的医院信息系统多数仍是以收费管理、财务核算为主要功能的初级产品，大量信息得不到深度利用。

"孤岛"现象成为各种数据共享的严重障碍。人们对软件的认识和使用模式发生了潜移默化的改变。特别是 Web2.0 等新技术的广泛应用，使用户对互联网内容的贡献空前增加，软件更多以服务的形式通过互联网被发布和访问，而这些网络服务越来越需要有强大的计算能力和海量的存储来满足其增长的业务需求。

二、医疗机构公共卫生信息化面临的挑战

在目前的基层医疗卫生机构的信息化建设中还存在一些挑战和问题。

业务功能参差不齐。除了基本公共卫生和基本医疗服务，其他业务功能的应用在不同的基层医疗机构之间可能存在差异。这可能是因为资源、技术和管理等方面的限制。为了促进基层医疗卫生机构的信息化建设，需要提供培训和支持，帮助他们充分发挥信息化在各项业务功能中的作用。

纵向联通不畅。目前，国家、省、市、县等级的信息平台尚未实现完全的联通。这导致基层医疗卫生机构与大医院之间的信息交换存在困难。然而，为了确保电子健康档案的有效性，基层医疗卫生机构和大医院之间的信息交互和共享是至关重要的。国家正在积极推动信息共享，特别是医联体内部的信息共享，以解决这个问题。

信息安全体系不健全。基层医疗卫生机构的信息安全体系还不完善，只有少数机构通过了三级和二级等级保障。信息安全是信息化建设中至关重要的方面，特别是涉及患者隐私和医疗数据的安全。建立健全的信息安全体系是基层医疗卫生机构信息化建设的重要任务之一，需要加强安全意识教育和技术保障，确保医疗信息的安全性和保密性。

当前，基层医疗卫生机构对信息化建设的需求非常迫切。随着分级诊疗政策

的推进和就诊模式的改变，医疗信息化已成为基层医疗机构发展的必然趋势。为了解决上述问题和挑战，需要国家、地方政府和相关部门的支持和投入，提供必要的资源和技术支持，加强培训和指导，推动基层医疗卫生机构的信息化建设，提高基层医疗服务的质量和效率，为人民群众提供更好的医疗卫生服务。

三、医疗机构公共卫生信息化的趋势

（一）患者与医生、医院的关系互联

在互联网医疗背景下，互联网的连接能力改变了原来患者、医院、医生三者之间的固有连接模式，从过去患者到医院才能找医生看病的单线模式转变到现在患者、医院、医生三者直接的互通连接模式。患者根据病情选择匹配的医院，同时可以与医生进行选择沟通，医生借助信息化工具更好地管理患者，医院提供医生服务患者的环境与辅助条件。

（二）远程医疗从轻问诊走向分级诊疗

未来互联网在医院层面的渗透让每家医院都有自己的互联网远程医疗平台，这种模式以线下的医疗机构为主体，医生通过所在执业医疗机构的远程诊疗平台为患者提供服务，如在线问诊、电子处方、诊后随访等。基于远程医疗平台，患者病情的远程跟踪可以帮助选择医疗机构级别，上下级医疗机构间的患者服务协同将得到应用，另外上级医院医生为基层医生也可通过远程平台提供医疗技术指导、远程会诊等，都有利于促进分级诊疗的推进。

（三）新的环境改变医院运营管理模式

不管是医改大环境，还是社会办医的外界挑战，医院现存的运营管理模式不足以支撑医院的质量与效率持续发展。医院自负盈亏、取消药品加成、严控采购大型设备、降低医疗总费用等市场环境改变医院运营管理模式。医院一方面试图解决患者看病难、看病贵的问题，提升医疗服务质量，改善患者就医满意度，另一方面需要提升医务工作者的待遇和工作满意度，并且医院不亏钱。所以企业精益管理思想在医院将全面应用，医院更加关注于流程效率、服务质量、医疗安全、

经济效益，专门的运营管理部门进行医院运营状态的管控。

四、医疗机构公共卫生信息化模式判断

（一）形成医疗价值链的核心媒介一定是数据

数据不只是手工采集，还有医疗智能化、云端自动生成。医疗核心数据还是在医院，医院信息化的建设模式成为最重要的一环，信息数据的开放共享、系统间的互联互通成为未来医疗信息化的标准，数据形成医疗价值链，患者健康数据监测、医生数据临床诊断、药企新药研发等。

（二）信息化实现医疗人性化

信息化工具更加智能，医疗数据信息主动获取、移动化支持成为必然方向，比如说，把临床路径与图形化界面相结合，就像汽车导航一样，一步步告诉医护人员应该做哪些事，另外在理念上深入解决临床业务的核心问题。

（三）"云医院"是医院信息化服务的新模式

"云医院"数据在云端，服务本地化，随时调用。能够将医院业务系统快速部署和统一运维，医院可以通过购买更少的硬件设备和软件许可，来降低一次性的采购成本，通过更新自动化的管理降低人力资源成本。

（四）线上线下协同与精益管理应用

医院核心的诊疗业务在线下的特征无法改变，如检验检查、治疗处置、手术，但是非核心的业务完全在线上进行，如挂号缴费、报告获取、咨询分诊、诊后随访等，前期的线上服务从非核心诊疗业务开始，建设一个独立的线上服务平台即可，随着线上核心诊疗业务的开展，必定需要一个线上线下融合的新信息系统，各类线上线下服务流程的协同更加紧密。医院新的运营管理模式促使信息化体现医院的精益化管理思想与流程，注重财务、战略、运营管控，实现信息流、资金流、物流的统一。

五、医疗机构公共卫生信息化工作重点

根据我国基层医疗卫生信息化的发展状况和面临的问题，目前的工作目标是借助"互联网+"和健康医疗大数据应用的国家战略机遇，持续加强基层医疗卫生信息化工作，实现信息上下联通，促进基层医疗服务能力和科学管理水平的提升，为基层医疗卫生改革和发展提供有力支持。

为实现这一目标，可以采取以下措施：实施基层信息化能力的提升工程，通过培训和技术支持，提高基层医疗机构和医务人员的信息化应用水平，推广和普及信息化技术的使用。围绕支持基层基本医疗卫生服务，规范基层医疗卫生机构内部管理、医疗卫生监督考核和远程医疗服务保障等重要功能。建立健全基层医疗卫生信息化系统，提高服务质量和效率。完善基层医疗卫生信息化管理系统，加强基层标准化应用和安全管理。建立统一的信息化管理平台，确保信息的准确、安全、可靠传输和存储。

以家庭医生签约为基础，推进居民电子健康档案的广泛使用。通过建立电子健康档案系统，实现个人健康信息的整合和共享，提供个性化、连续性的医疗服务。医疗 SAAS 信息化管理系统拥有电子处方、药品进销存管理、会员管理、医患实时沟通、医生会诊与交流、辅助诊断、双向转诊、移动支付就诊、医学知识库、业务经营统计、数据采集整合、第三方检验对接等核心功能，专业医疗 SAAS 研发，采用浏览器访问，操作简单，采用云存储服务，数据永不丢失，主流加密+防盗技术，安全可靠，帮助医疗机构实现高效、标准化、规范化的管理。

现代医院的信息化管理，改变了传统医院的运营模式和患者的就医模式，成为现代医院必不可少的一部分。各级各类的医疗机构在运行管理都已经离不开网络信息的支持，这种现代化的信息管理，实行了医院运行的无纸化，无片化，无线化和无币化。医院的信息化管理带来了以下几方面变化：

（一）实现医疗建筑智能化

现代医疗的医疗设施，需要考虑到 WIFI 覆盖，计算机网络，防盗报警，综

合布线，卫星电话，无线对讲等各类现代化系统，从而实现医院的智能化建筑。

实现医疗数字化通过互联网平台，引进医生工作站系统，病理信息传输系统，影像传输系统等，结合各类的信息引导发布，挂号排队，移动查房，医护对讲，远程教学及会诊，智慧化手术系统以及物联网的应用，形成一套完整的数字化医疗体系。以此来达到一些如候诊室空间的减少，而数字化的设施在设计时应相应的增加。

（二）实现管理信息化

医院采用中央集成管理、楼宇设备控制、能源计量管理、智能照明等技术，从而达到信息化管理的目标。同时，信息中心机房，消防安防广播机房等设施也应同步规划设计。现代医院的信息化管理，改变了传统医院的运营模式和患者的就医模式，成为现代医院必不可少的一部分。各级各类的医疗机构在运行管理都已经离不开网络信息的支持，这种现代化的信息管理，实行了医院运行的无纸化，无片化，无线化和无币化。

（三）实现医疗建筑智能化

现代医疗的医疗设施，需要考虑到 WIFI 覆盖、计算机网络、防盗报警、综合布线、卫星电话、无线对讲等各类现代化系统，从而实现医院的智能化建筑。

实现医疗数字化通过互联网平台，引进医生工作站系统、病理信息传输系统、影像传输系统等，结合各类的信息引导发布、挂号排队、移动查房、医护对讲、远程教学及会诊、智慧化手术系统以及物联网的应用，形成一套完整的数字化医疗体系。以此来达到一些如候诊室空间的减少，而数字化的设施在设计时应相应的增加。

（四）实现管理信息化

医院采用中央集成管理、楼宇设备控制、能源计量管理和智能照明等技术，以实现信息化管理的目标。同时，信息中心机房、消防安防广播机房等设施也应同步规划设计。随着信息技术的快速发展，计算机在医院中的作用日益重要。医院信息化管理系统已成为现代医院运营不可或缺的技术支持。与一般的信息管理系统相比，医院信息系统具有独特的特点，包括人事信息管理、财务系统管理等。

医院信息化管理的主要目标是实现医院各业务信息的管理、存储、处理、提取和交换，以减轻医疗人员的工作负担，提高工作效率。医院信息化管理涵盖了医院业务的各个方面，例如财务管理系统、人事管理系统、药品库存管理系统、门诊挂号系统、划价收费系统、综合查询系统等。

然而，医院信息管理系统具有独特的复杂性和特殊性，与医院行业的特点密切相关。医院信息管理系统需要围绕以病人医疗记录信息为中心的医疗和管理任务展开。此外，由于医院行业的特殊性，信息管理系统还需要具备快速响应能力和联机事务处理能力。例如，在急诊室内，快速、准确地获取病人的医疗记录对抢救工作至关重要。

实施医院信息化管理技术并不太复杂，它主要涉及文字和数据的处理，较少涉及多媒体数据的动态传递。从这个角度来看，建立医院信息化管理系统所需的投入并不高，但带来的效果却是显著的。

六、医疗机构公共卫生信息化管理

公共卫生信息化管理对医疗机构有重大影响，主要体现在：

（一）加强了医院自身的管理，提升服务质量

通过计算机信息化管理，医院能够实施医疗价格评价和全面的财务计划，加强外界监督和内部考核机制，从而给患者提供优质的服务。医院管理人员可以更加精确地了解医院运营情况，及时发现问题并进行改进，提高医院的整体管理水平。

（二）实现医疗信息的多元交流与传递

随着信息技术的应用和医疗制度的改革，医院与患者之间的关系从过去的二元关系转变为医院－患者－医疗保险部门－政府主管部门的多元关系。计算机信息化管理使得这种多元关系成为现实，并提供数据信息以供传递和交流。医疗信

息的共享和传递能够提高医疗质量，促进患者与医务人员之间的沟通和合作。

（三）加强信息管理的制度化建设

医院管理人员应重视将信息管理方法应用于医院管理中，投入更多的人力、物力和财力来加强医院的信息化管理。制定相应的管理规章制度，不断规范管理，实现管理的标准化和制度化。此外，定期组织与计算机管理业务相关的培训工作，强化管理人员的思想意识和专业技术水平，为医院实现更好的信息化管理奠定坚实的基础。

第七章
医政管理与医疗服务监管

　　医政管理与医疗服务监管是指卫生行政部门对医疗机构和医疗服务进行管理和监督的工作。该管理与监管旨在确保医疗机构的合规运营，提供安全、有效、质量高的医疗服务。医政管理机构负责制定和实施相关政策、法规和规范文件，以规范医疗机构的运营。这些政策和法规涉及医疗机构的设立审批、许可证管理、人员配备要求、医疗设备采购和使用等方面，旨在确保医疗机构的合法合规运营。监管机构通过定期检查、抽查、投诉处理等方式，监督医疗机构是否符合规定的医疗质量标准、安全标准和服务标准。这包括对医疗机构的医疗行为、医疗质量、病案管理、医疗费用等方面进行监管。

　　医政管理机构对医疗机构的财务收支、费用管理等进行监管，以确保财务运作的透明和合规。药品管理方面，监管机构负责对医疗机构的药品采购、储存、配送和使用进行监管，以确保药品的安全性和合理使用。此外，医政管理与医疗服务监管还包括医疗纠纷处理和投诉处理。监管机构负责处理医疗纠纷和投诉事项，保护患者的合法权益，维护医疗秩序和社会稳定。

　　通过医政管理与医疗服务监管，政府部门能够加强对医疗机构和医疗服务的管理和监督，提升医疗服务的质量和安全水平。这有助于保障公众的健康权益，防止医疗事故和医疗纠纷的发生，促进医疗行业的可持续发展。

第一节　医政管理与医疗服务监管概述

医政管理是指政府卫生行政部门按照法律法规和相关规定对医疗机构、医疗技术人员、医疗服务以及相关领域进行行政管理的一系列活动。它是卫生事业管理中的重要组成部分，旨在确保医疗机构和医疗服务的合法性、安全性和质量，并促进卫生事业的可持续发展。主要对象是各级各类医疗机构及其工作。基本任务是贯彻执行国家有关医疗卫生工作的方针、政策、法令和规定；负责组织城乡各级各类医疗机构的建设和发展，保证医疗单位业务工作的正常开展，并妥善处理医疗单位业务工作中出现的各类问题，达到提高医疗质量、改善服务态度、保障人民健康的目的。

医院医政管理的质量高低在一定程度上反映了该医院整体医疗服务水平的好坏，并且其整体医院的品牌形象建立也是由医院的医政管理来决定的。因此，在当前进行的医改发展背景下，为了保证医院的全面发展，需要医政管理部门有效发挥自身的职能，提高医政管理工作人员的服务意识水平，才能够尽可能地减少医患矛盾，同时也能够让医政管理朝着新时期所发展的方向前进。对此，本章主要分析医院医政管理当中现存的一些问题，并提出相应的解决措施，希望能够促进医院医政管理工作的有序开展。

随着医改发展的不断深化，使得医院在发展过程当中，其自身的服务意识和管理水平都获得了明显的增强，但在当前经济发展的迅猛势头下，医院在管理的过程当中更加偏向于市场化的管理，同时，医院医政管理的工作内容繁杂，这也使得医疗机构在发展的过程当中，必须要针对医政管理所存在的问题进行有的放矢地改进。综合当前我国医院医政管理的现状来看，大多数医院在医政管理方面都存在相同的问题，使得医院的整体工作效率低下，并且医患矛盾显著。这就要求我们，必须加强管理工作的标准化开展，才能够有效地解决医院医政管理中普遍存在的问题。

一、当前医院医政管理存在的问题

（一）管理混乱

医院的医政管理部门是医院整体管理的执行者，因此其在管理的过程当中，必须要通过精细化管理才能够实现医院的稳定运行。但是，在当前阶段来看，我国各个地区的各级医院在职能部门分界的过程当中，存在着界限模糊的问题，其职能划分的标准也不一致，这也使得每个医院在系统工作流程运行的过程当中，所应用的检查标准不尽相同。同时，很多医院并没有按照地级医院的指标进行内部管理的职能划分，这也导致一些职能处于闲置状态或者是重叠状态，会进一步加剧管理工作人员无法落实自身工作职能的问题，并且部门之间也会存在着责任推卸的现象，导致了医院医政工作管理的混乱。对此，这就需要对其整体进行改革，保证能够建立出适用于医院发展的医政管理制度，这样才能够通过制度的有效约束，来提升医院医政管理的工作效率。

（二）效率较低

医院医政部门的管理人员基本上都是从医院各个科室选调而来的，其自身是具有丰富的医疗经验。在医政管理人员工作的过程中，这些执行人员自身都担任着一些部门决策性的角色，同时在部门的管理人员当中，也应有来自卫生管理专业的学生，他们有着丰富的理论知识，这样才能够促进该部门运行效率的不断提高。但是，由于医院医政管理工作在开展的过程当中，很多领导其自身虽有较为丰富的经验，但在管理时却缺乏现代化的理念融入，这使得当前医院医政管理的理念仍然存在着过去那种一人独大，或者根据传统工作经验进行管理的现象，致使其整体的管理效率不高。而一些充满活力的年轻工作人员，其自身有着先进的理念以及专业的基础知识，但在管理过程当中缺乏经验，这也不利于医院提升自身的管理效率。对此，这就需要医院在进行人才选拔的过程当中，既能够合理选择经验丰富的领导人员，又能够保证其配备具有先进理念的年轻人员，这样才能够通过互相制约、互相促进的作用，来实现促进医院医政管理工作效率的不断提高。

（三）意识不到位

为了保证医院医政管理体系能够得到有效的完善，需要相关管理人员熟悉各种法律知识和规章制度，才能够保证在执行某项决定时促进其整体管理效率的不断提升，帮助医院树立自身的品牌形象。如果医务人员和管理人员在开展相关工作的过程中，缺乏这种法律法规意识，那么就可能会导致医务人员选择钻法律的漏洞，做出一些与法律相违背的事情，进一步激化医患之间的矛盾，损害医院整体的品牌形象，从而医院在运行的过程当中出现一系列的问题。同时，有一些医院在不经卫生行政部门批准的情况下，就私自开展一些医疗活动或者是筹划活动，这也导致了医院整体在管理过程中存在着与社会发展相脱节的现象，甚至危害社会群众生命安全。

二、有效提升医院医政管理水平的方式

（一）完善医政管理机制

高效的管理机制能够保证医院在整体运作过程中，应用创新的方式来实现制度的健全，保证医政管理工作的科学性。当前，我国大部分的医院在进行医政管理工作时，都已经具备了与自身管理运作相匹配的规章制度，但在实际的管理运作当中，却缺乏一些制度对其整体运行进行约束，从而导致了管理人员执行工作不到位等现象的发生。因此，为了保障医院的稳定有效运作，需要建立一套行之有效的管理工作机制，从实际情况出发，结合内外等一系列的因素，将自身的优势发挥出来，以弥补在运行过程中的不足之处。这样才能制定出适合医院的管理机制和发展战略，有效提高其运行管理的质量，促进医院的高效运作。

（二）提高医政管理水平

在医院管理工作标准体系建立的过程当中，为了有效保证医院医政工作管理水平的不断提高，需要通过融合现代化的思维和管理标准，有效地实现在其管理工作当中能够将现行的制度进行改变，并且也可以巧妙地融合在医院行政管理的内容当中，这样才能够通过其医政管理质量标准的有效区分进行进一步量化处理。然后，再通过对其细节的整体调整，来保证各个部门都能够配合医政工作人员的相关工作开展，进而才能实现从医院的建设、管理以及各个层面都可以实现互惠互通，在这种有机融合之下来提升医院医政管理水平。

（三）做好权责有效划分

医院医政工作的关键之处在于其制度的有效落实和责任的全面划分，因此医院在整体权责划分的过程当中，必须保证能够实现人人相互监督，人人责任落实，出了问题可以追究到个人，这样才能保证在运行过程中，无论任何人违反了相关制度，都能接受相应的惩罚，这样才能保证医院的整体工作效率不断提高。

三、医疗服务监管的重要性

医疗机构多数属于公立性机构，且所有医疗机构都要接受卫生行政管理部门的管辖。医疗监管，主要是指卫生行政管理部门对医疗机构进行的分级监管，包括医疗政策、卫生环境、救治救助等方面的监督管理。医疗服务监管工作的目的是保障医疗服务的质量和安全，防止医疗事故的发生，保障人民的健康权益。

医疗服务监管的重要性体现在以下几个方面：

保障患者权益。医疗服务监管的首要目标是保障患者的权益和健康。通过监管，可以确保医疗机构和医务人员遵守医疗伦理和法律法规，提供安全、有效的医疗服务，避免医疗事故和医疗纠纷的发生，保护患者的生命和财产安全。

提高医疗质量。医疗服务监管可以促使医疗机构和医务人员不断提高医疗质量。监管部门可以制定和实施相关的医疗质量标准和指南，对医疗机构进行评估和监督，推动医疗机构建立和完善质量管理体系，提高医疗服务的规范化、标准化和专业化水平。

保障公众安全。医疗服务监管的另一个重要目标是保障公众的安全。监管部门可以对医疗机构和医务人员的资质和执业行为进行审核和监督，确保他们具备必要的专业知识和技能，遵守职业道德和行业规范，不从事违法违规的医疗活动，保障公众的生命和健康安全。

促进医疗科技创新。医疗服务监管可以促进医疗科技的创新和应用。监管部门可以对新的医疗技术和设备进行评估和审批，推动医疗科技的研发和应用，提高医疗服务的效率和质量，满足患者的多样化需求。

维护医疗市场秩序。医疗服务监管可以维护医疗市场的秩序。监管部门要对医疗机构和医务人员的经营行为进行监督和管理，防止虚假宣传、价格欺诈、滥用权力等不正当行为的发生，维护医疗市场的公平竞争和良好秩序。

总之，医疗服务监管的目的是保障患者的权益和健康，提高医疗质量，保障公众安全，促进医疗科技创新，维护医疗市场秩序。它的重要性体现在保障患者权益、提高医疗质量、保障公众安全、促进医疗科技创新和维护医疗市场秩序等方面。只有通过有效的监管，才能建立起一个安全、可靠、高效的医疗服务体系，为人民群众提供更好的医疗保障。

第二节　卫生行业许可和准入管理

一、医疗服务准入管理概述

（一）准入管理的概念和内涵

行政许可与准入管理是行政主体应行政相对方的申请，通过颁发许可证、执照的形式，依法赋予行政相对方从事某种活动的法律资格和实施某种行为的法律权利的行政行为。

其内涵表现在：首先，准入是行政机关或行政主体实施的一种行政行为；其次，准入是被动的行政行为，即公民法人或其他组织申请在先，行政机关许可在后；再次，准入是准许申请人从事某种活动的行为。

（二）医疗服务准入管理的目的和类型

医疗服务准入管理的目的是保证医疗机构、人人员和技术等的水平达到基本的标准和条件，能够提供安全有效的诊疗及其他卫生服务，满足保证医疗服务质量和医疗服务安全的需要，从而保障人民群众的生命健康权益。同时，准入管理也是保障全社会卫生资源合理配置和使用的有效手段。

准入管理类型主要包括对机构准入、人员准入、技术准入、设备准入、药品准入等。原卫生部于1989年11月29日发布了《医院分级管理办法（试行草案）》，该《办法》根据医院功能和任务不同将医院分为一、二、三三个级别，每级又分为甲、乙、丙三个层次，三级医院增设特等，这样共分为三级十等。对医疗机构实施准入管理的重点，一是医疗机构设置审批制度；二是医疗机构登记制度；三是医疗机构分级管理。非公立医疗机构是我国医疗服务体系的组成部分。

二、医疗卫生技术人员准入管理

（一）医师准入管理

医师是指取得执业医师资格或者执业助理医师资格，经注册在医疗、预防、保健机构（包括计划生育技术服务机构）中执业的专业医务人员。我国医师分为四类两级。四类包括：临床类别、口腔类别、公共卫生类别、中医类别。其中每个类别的医师又分为执业医师和执业助理医师两类。

（二）护理准入管理

护士是经过执业注册并取得护士执业证书的卫生技术人员，依法合规地从事护理活动，履行保护生命、减轻痛苦、促进健康的职责。

三、医疗技术准入管理

医疗技术是指在医疗机构中，医疗人员为了诊断和治疗疾病的目的，采取一系列的诊断和治疗措施，以判断疾病、消除疾病、缓解病情、减轻痛苦、改善功能、延长生命和帮助病人恢复健康。

医疗技术准入管理制度是指为促进医学科学的发展和医疗技术的进步，提高医疗质量，保障医疗安全，制定了一系列具有一定强制性和规范性的规章制度，用于评估、准入和应用医疗卫生技术。

四、大型医疗设备准入管理

大型医用设备是指列入国家行政卫生行政部门管理品目的医用设备，以及尚未列入管理品目、省级区域内首次配置的整套单价在 500 万元人民币以上的医用设备。

原卫生部制定了《大型医用设备配置于使用管理办法》，强调配置大型医用设备必须适合我国国情、符合区域卫生规划原则、充分兼顾技术的先进性、适宜性和可及性，实现区域卫生资源共享，不断推高设备使用率。大型医用设备管理品分为甲、乙两类。甲类大型医用设备的配置许可证由国务院卫生行政部门颁发；乙类大型医用设备的配置许可证由省级卫生行政部门颁发。

五、医疗机构药品准入管理

药品准入管理是指国家药品监督管理部门为保证药品质量、保障人体用药安全，根据国家的法律、法规和政策，对从事药品的研发、生产、销售、使用和广告宣传等工作的企业、医疗机构等相关部门进行审查，通过颁发许可证等形式，赋予或确认其从事药品相关工作的资格。

第三节　医疗质量控制与管理

一、质量及其特性

（一）质量的含义

国际标准化组织对质量的定义是：产品或服务所固有的一组满足要求的特性，满足要求的程度愈高，质量就愈好，反之就愈差。

（二）质量的特性

按照质量的可观察性或评价的难易程度，可将产品或服务的质量分为搜寻质量、体验质量和信誉质量。每种商品和服务都同时带有这三种质量属性，所不同的是不同商品或服务这三种属性的构成或比例各不相同。根据质量属性的不同，可以相应地把产品和服务分为三类：第一类是以搜寻质量为主的产品与服务，如鞋帽衣物、珠宝首饰等；第二类是以体验质量为主的产品与服务，如餐饮服务、度假休闲等；第三类是以信誉质量为主的产品与服务。如工程设计、法律服务等。卫生服务属于第三类，它的质量绝大部分属于信誉质量。

二、医疗服务质量

（一）医疗服务质量的概念与内涵

医疗服务质量是指医疗机构及其医务人员所提供的医疗服务与医疗服务利用者的需要和需求的符合程度。内涵范畴：完整的医疗服务质量指标应该包括卫生服务、卫生服务利用者、卫生服务情景和价格四方面。

（二）卫生服务质量的分类

卫生服务质量可分为医疗服务基础质量、医疗服务环节质量和医疗服务终末质量。

三、医疗服务质量评价

从医疗服务质量分类角度来开展评价，可分为医疗服务基础质量评价、医疗服务环节质量评价和医疗服务终末质量评价。

从病人角度出发，医疗服务质量评价主要包括以下几个方面：

医疗服务的安全性：评估医疗机构的医疗安全措施和患者的安全保障情况，包括医疗错误、感染控制、药物安全等方面。

医疗服务的可及性：评估患者获得医疗服务的便利程度，包括预约挂号、就诊等方面的便捷性。

医疗服务的人文关怀：评估医务人员对患者的关怀和尊重程度，包括沟通能力、情感支持等方面。

医疗服务的效率：评估医疗机构的运作效率，包括就诊等待时间、检查结果出具时间等方面。

四、医疗服务质量监管

医疗服务质量监管的目的是确保患者能够获得安全、有效、可靠的医疗服务。通过对医疗服务全过程进行监督与管理，监管机构可以促进医疗机构和医务人员的规范运作，提高医疗质量和安全水平，保护患者的权益和利益。

医疗服务质量监管的主要职责包括：

准入监管：监管机构对医疗机构的设施、人员、设备等进行审核和准入许可。这确保了医疗机构在提供医疗服务前具备必要的条件和能力，从而保证服务的基础质量。

生产监管：监管机构对医疗机构的医疗服务生产过程进行监督，包括医疗设备的维护与管理、医疗技术的操作规范、药品和器械的采购和使用等方面。这有助于确保医疗服务的可靠性、安全性和有效性。

提供监管：监管机构对医疗机构的服务提供环节进行监督，包括医务人员的行为规范、患者信息的保密与管理、医疗纠纷处理等。这有助于确保医务人员在服务过程中遵守职业道德和法律法规，保护患者的权益和隐私。

监测与评估：监管机构通过定期或不定期的监测和评估，对医疗机构的服务质量进行综合评价。这可以发现问题和改进空间，推动医疗机构不断提升服务质量，并及时采取必要的监管措施。

处罚与处置：监管机构对违反法律法规和规范要求的医疗机构或医务人员进行处罚与处置。这可以维护医疗市场的秩序，惩戒违规行为，保护患者的权益和安全。

五、医疗服务质量控制

医疗服务质量控制分为基础质量的前馈控制、环节质量的实时控制和终末质量的反馈控制。主要从以下几方面落实：质控网络、质量考评、单病种质量控制、行政督查、行政处罚、质量评价和社会公示。

第四节 医疗安全管理

医疗安全是医院的生命线，是医院生存发展的根本所在，亦是体现医疗机构综合管理水平的重要标志。如何通过有效的管理措施来提升医疗安全，减少医疗差错，让医疗服务变得更有温度，让医疗管控更有力度，已成为摆在医院管理者面前的重要难题。

一、医疗安全管理存在的重要意义

医疗安全管理是医疗质量管理的重要组成部分，贯穿于医疗质量管理的全过程，是医疗质量管理的重要内容。医疗安全是评价医院医疗质量优劣的重要指标。只有医疗安全得到保障，才能确保医疗质量的提升得到落实。医疗安全可为医院带来良好的社会效益和经济效益。如果医疗不安全，简单的会延长患者的治疗时间，使治疗手段复杂化，增加患者和社会的经济负担；严重的甚至会对患者生命安全造成不良影响，给医院造成声誉上的重大损伤，以及财产上的损失。

二、如何提升医疗安全管理

（一）营造医疗安全氛围，建设安全文化高地

营造优良的"安全氛围"对保障患者安全有着重要意义。医疗机构可将"安全氛围"视为一种管理思路运用到质量管理工作中去，即对全院质量管理人员进行安全意识和法制观念教育，加强安全文化的建设，提高医务人员的职业责任感和法律意识；不断完善和建立健全各项操作程序和安全管理制度；规范护理服务，倡导人文关怀，实现可及性服务；建立质量督查管理体系等方法营造人本安全氛围，全面提高医疗安全质量，保障医患安全。

（二）明确目标，构建医疗安全管控体系

医院搭建健全的医疗安全管控体系，通过加强对基础、环节和终末质量的管理、控制，全力保障医疗安全。医疗质量安全核心制度是指在诊疗活动中对保障医疗质量和患者安全发挥重要的基础性作用，医疗机构及其医务人员应当严格遵守的一系列制度。根据《医疗质量管理办法》，医疗质量安全核心制度共18项。本要点是各级各类医疗机构实施医疗质量安全核心制度的基本要求。

三、医疗质量安全核心制度

（一）首诊负责制度

定义：首诊负责制度是指就近地方的一级医疗机构，尤其是基层医疗机构，对初诊患者承担首要的诊疗责任。

基本要求：

市县级以上基层医疗机构作为首诊机构，负责大多数常见疾病的初诊和诊疗。

具备初级诊疗条件和基本药品，为患者提供基本诊疗服务。

根据情况可直接治疗或转诊到高级医疗机构继续诊疗。

为患者选择合适的医疗资源提供初步评估和导向，促进资源合理配置。

基层机构与高级医院形成服务链条关系，共同贯彻首诊责任。

通过这一制度，实现便民就医与资源优化配置的双重目标。

（二）三级查房制度

定义：三级查房制度是指依照不同专业与职能，由主治医生、副主任医师和主任医师进行分层查房的制度。

基本要求：

主治医生负责日常查房和记录。

副主任医师定期或不定期进行检查督导。

主任医师定期进行总体把关，查房时间不少于每周2次。

分明责任，互相监督检查。主治医生负责日常工作，上级负责指导。

医技人员参与查房，提供辅助质量把关。

注重查、教、学相结合,涵养医德和执业能力。

真实记录查房结果,作为医疗质量评估依据。

目的是通过分层查房提升医疗质量,完善医疗运行质量控制体系。

（三）会诊制度

定义:会诊制度是指两位或两位以上医师共同讨论病情,对病人进行诊疗的医疗模式。

基本要求:

适用于重症或诊断难的病例。

参与会诊的医师应有不同专长,比如内外兼备。

会诊前收集完整病史和检查资料。

会诊过程由主诊医师主持,各医师就诊疗方案互相讨论。

产生统一的诊断意见和治疗计划,并记录会诊结论。

涉及的医师应具有相应专业执业资格。

会诊记录与结果及时反馈给病人和主诊医师。

促进医疗效果提高,尤其是提升重症患者诊疗水平。

目的是通过多方面专家完善诊疗决策,实现优化诊疗效果。

（四）分级护理制度

定义:按照患者的病情特点和护理需求程度,将护理工作进行分类和分级的护理模式。

基本要求:

将护理分为初级、中级和高级三个层级。

初级护理主要由护士负责常见疾病的基础护理工作。

中级护理由高级护士负责比较复杂的疾病护理工作。

高级护理由主任护士和专业护士负责重症和危重症患者的全过程护理。

护士根据患者情况给予相应层级的护理全过程管理。

分级护理人员应具备相应专业知识与技能。

建立护理机制并对不同层级工作进行明确规范。

持续教育,提高各级护士队伍业务水平和专业能力。

目的是实现专业护理水平的提升,提高公立医疗机构的护理质量和效率。

(五)值班和交接班制度

定义:值班制度是医护人员按照需求采取轮流制定期或临时在医院进行工作的制度。交接班制度是上下有关医护人员之间就值班相关情况进行沟通交流的制度。

基本要求:

明确值班时间安排和人员轮替规则。

值班医护人员应及时准确记录患者情况。

交接班时下班医护人员向当班人员全面介绍病情变化与处理情况。

提供病历材料使得值班人员能了解前期工作。

交接重大问题、特殊病例和待解决问题。

交接班记录应准确完整,作为工作质量考核依据。

定期检查交接工作,督促改进。

目的是能及时有效接管值班任务,保证医疗工作的连续性及工作质量。

(六)疑难病例讨论制度

定义:定期召开多学科专家研讨重难病或诊疗难的病例,寻求诊疗意见或解决医疗争论的制度。

基本要求:

明确召开频率,如每周或每月一次。

选择的病例需要具有代表性和讨论价值。

组织相关临床和技术科室参与讨论。

主诊医师或提出医师介绍病例概况和诊疗过程。

各专家就诊断、治疗方法等事项进行深入论证。

会诊结束形成一致意见或多种处理方案。

及时记录并向提出医师和患者反馈讨论结果。

引导和总结经验，提升整体医疗水平。

目的是通过多方讨论推进难病诊疗，提升医疗质量和效率。

（七）急危重患者抢救制度

定义：是指医院针对生命垂危的急重症患者，进行专业化救治的一系列措施。

基本要求：

建立重症医学科室和能进行重症监护的 ICU。

建立急救专业医疗队伍，进行 24 小时值守急救。

形成完整的急救设备体系和医疗资源准备。

制定细致的抢救操作规范和流程。

开展针对性的急救培训，提高医务人员应急能力。

根据患者情况及时进行抢救，全程监护并记录结果。

落实抢救质量评估与信息反馈机制。

目的是通过科学组织，提高急重症病人的救治成功率和生存质量。

（八）术前讨论制度

定义：在进行手术前，由相关临床科室医生进行病情和手术方案讨论的制度。

基本要求：

按手术项目举办术前讨论会。

由主治医师介绍病情，外科医师提出手术方案。

影像、实验等部门医师对检查结果进行解读。

相关临床专家对病情、风险等进行评估与讨论。

形成手术目的、方法、预后等方面的共识议案。

及时向患者作出说明，取得知情同意。

记录讨论内容与结果，作为手术依据。

若有争议，扩大会诊范围寻求更多意见。

目的是事前评估风险，优化手术方案，保障手术质量和安全。

（九）死亡病例讨论制度

定义：死亡病例讨论制度是指医疗机构对死亡病例进行标准化分析和讨论的一种质量控制手段。

基本要求：

对每例死亡病例，医院应组织相关医务人员进行讨论，分析死亡原因、诊疗过程是否合理、存在不足等。

对每例死亡病例讨论的过程和结果应形成文字记录，对存在问题提出整改措施。

将病例分为治疗无效死亡、误诊死亡、医疗事故死亡、未确诊死亡等类别进行讨论。

对讨论会提出的整改措施要定期跟踪落实情况，确保问题得到整改。

对死因进行分析统计，反映医疗质量水平和安全隐患。

根据病例情况，对负责医护人员的诊疗过程进行评价。

总结经验教训，不断提高诊疗水平和医院管理。

（十）查对制度

定义：查对制度是指医疗机构为防止误诊、漏诊、误治等医疗事故的发生，建立病历记录、检查检验结果、诊断方案等的核查制度。

基本要求：

重大疑难危急症例需进行查对。如危重症病例的诊断、术前术后病情，以及可能导致严重后果的治疗方案，都需要进行查对。

查对人应由资深医师、主任医师或专家组成的查对小组担任。

查对内容包括病历记录、检查检验结果、诊断依据、治疗方案等。对病历书写是否准确完整、诊断依据和治疗方案是否科学适当等进行查对。

查对形式可以是集体查对或单对单查对。重大疑难病例可以由查对小组集体讨论查对。

查对后形成书面意见。查对人应在病历上签署意见，或者形成独立的查对记录。

重视查对质量。查对人应对每例病例精心查对，提高查对质量。

落实整改措施。对查对中发现的问题，临床科室和相关医护人员要认真整改。

建立健全的查对制度，可以有效防止医疗质量安全问题，保障患者权益，提高医疗水平。

（十一）手术安全核查制度

定义：手术安全核查制度是指为防止手术过程中的医疗事故，在手术前后按照规范对手术相关事项进行核查的制度。

基本要求：

手术前核查：确认患者身份、手术部位、手术方式、切口标记、术前准备等是否正确。

肿瘤手术前：检查病理报告，确认诊断和手术方式。

麻醉前核查：确认患者身份、手术方式、麻醉方法、药物过敏史等。

手术中核查：仔细确认解剖标志，遵循手术规范操作。监测生命体征。

手术后核查：完整清点毛巾、器械、针头等，确认无遗留。标本送检完整。

确定专人负责核查。手术前由手术器械护士，术中由主刀医师，术后由护士长完成核查。

形成书面核查记录。每项核查内容和结果应形成书面文件，留存备查。

发现问题及时纠正。如发现任何与标准不符的情况，应立即停止手术，纠正问题后才可继续。

建立完善的手术安全核查制度，能有效防止术中事故，保障患者安全。

（十二）手术分级管理制度

定义：手术分级管理制度是指根据手术的危险程度和难易程度，将手术分级，并按照不同级别制定相应的管理要求，以提高手术质量和安全性。

基本要求：

根据手术的复杂程度、对医师技能的要求等进行分级。通常分为特殊级、一级、二级、三级手术。

不同级别手术需要不同规格的手术室和设备设施。高级别手术需要配备先进的手术设备和设施。

各级手术需要的医师专业技术资格不同，如特殊级手术需要主治医师以上资格的医师进行。

各级手术医师的数量要求不同。复杂手术需要多个助手协助完成。

各级手术需要不同的术前准备、术中监测和术后处理。高级别手术需要更为全面的围术期管理。

建立严格的许可制度。必须在医师具备对应级别专业技能认定后，才能开展该级别手术。

监测和考核制度也要区分级别，高级别手术的技能考核更为全面和严格。

手术分级管理制度能够保证手术医师的资质与之相匹配，有利于提高手术质量和安全性。

（十三）新技术和新项目准入制度

定义：新技术和新项目准入制度是指医疗机构在引入和开展新医疗技术或新项目前，需要进行评估认证和批准的制度。

基本要求：

新技术和新项目必须进行安全性、有效性评价。进行风险评估，提交安全有效的科学证据。

对引入的新技术新项目进行临床试点，确定适应症、禁忌症等。评价试点疗效、并发症等。

制定新技术新项目的操作规程。进行操作培训和考核，要求达到熟练程度后方可开展。

对新技术要求具备相应的人员、设备、管理条件。符合条件后，医院相应部门审核认定。

医院专家委员会审批准入。进行全面的评估和讨论，并形成书面审批意见。

监测新技术新项目的应用效果、质量控制情况。定期评价疗效和安全性。

建立上报制度。将评价意见和监测数据上报卫生行政部门。

及时总结制定相关制度规范。完善管理制度，规范开展。

该制度能有效保证新技术新项目的安全性和疗效，控制风险。

（十四）危急值报告制度

定义：危急值报告制度是指对检查检验结果中出现的危急值（严重异常值），实验室需要及时向临床医生报告的制度。

基本要求：

制定危急值判断标准，明确哪些指标和数值属于危急值。这些值往往预示着病情的严重变化。

检验科医师判断出危急值后，应在规定时间内电话或当面口头报告给临床医生。如 1 小时内报告。

报告内容应包括患者基本信息、异常检验指标、危急值的数值、报告时间、报告人等。

临床医生接到报告后应及时确认，并采取相应的处理措施。

对报告过程进行记录，临床医生也应在病历中记录收到报告的时间及处理情况。

医院应定期评估危急值报告制度的执行情况，包括报告的及时率、报告的正确率、临床处理的效果等。

对报告过程中出现的问题进行及时分析和整改，进一步完善报告制度。

建立危急值报告制度，可以有效防止因检查结果未被充分重视而延误病情，保障患者安全。

（十五）病历管理制度

定义：病历管理制度是对医院病历文书的编制、使用、保存、鉴定等全过程进行规范化管理的制度。

基本要求：

病历文书必须真实、准确、完整、及时地记载病人情况和诊疗活动情况。

对不同科室和类别的病历编制格式提出明确要求。病历内容应包括必备的项目。

明确病历书写的质量标准，编制规范化的病历质量考核表，以定期开展病历质量评估。

病历书写应使用规范的医学术语，避免使用略语，书写应规范清晰。

病历签署应当逐级签字，并由参与诊治的医师最后签字确认。

病历应妥善保存指定年限，保存期满后按程序鉴别销毁。

对病历使用需要建立严格的查阅、借阅、携带等审批制度，防止泄密。

开展病历管理的培训和质量检查，并建立责任追究制度。

建立科学规范的病历管理制度，可以促进诊疗活动的规范化开展，保障医疗质量。

（十六）抗菌药物分级管理制度

定义：根据抗菌药物的作用范围和耐药性发展风险，将其分为不同的管理级别，制定相应的管理措施和使用规范。

基本要求：

将抗菌药物分为三级管理，特级使用抗菌药物、一级限制使用抗菌药物和二级谨慎使用抗菌药物。

特级抗菌药物只能在感染科开具，一级抗菌药物需要感染科会诊开具。

制定各级抗菌药物的具体使用指南，规范用药。

监测微生物耐药性变化，调整抗菌药物管理级别。

采取措施控制各级抗菌药物的使用量和频次。

定期开展抗菌药物分级管理培训和监督检查。

建立抗菌药物使用审批制度和监测反馈机制。

（十七）临床用血审核制度

定义：针对各科室的血液产品使用情况进行评估审核，以监督和规范临床用血的制度。

基本要求:

成立用血审核小组,由医院输血科、感染科、诊断科及临床科室组成。

制定科学合理的用血指南,每年更新。

各科室按指南申请用血,经审核小组审核同意后可用血。

审核内容包括用血依据、选择、数量、方式的适应性。

术后评估实际用血情况与申请的匹配性。

统计分析各科室用血数量、费用,以及不合理用血情况。

按照用血情况考核科室负责人,并进行用血培训指导。

发现问题,提出纠正措施,完善用血制度。

采取临床用血审核制度,可以规范用血行为,提高用血的安全性和效果。

（十八）信息安全管理制度

定义:为保障医疗机构中的信息系统安全运行和保护信息资产,制定的一系列管理制度、技术规范、操作流程。

基本要求:

建立信息系统等级保护制度,按照重要程度分类保护。

制定网络安全管理制度、数据库管理制度、账户和密码管理制度等。

建立信息系统风险评估和安全检测制度。

制定信息资产配置、更换、报废流程,进行监督。

对物理环境、数据、系统、网络、人员等方面制定安全控制措施。

建立系统操作日志审计制度,信息安全事件报告制度。

开展信息系统使用培训,提高员工安全意识。

定期进行安全检查、漏洞扫描,不断完善信息安全管理制度。

制定信息安全事件应急预案,并组织演练。

建立完善的信息安全管理制度,能够有效保护医疗信息安全。

第八章

疾病预防控制与卫生应急管理

　　疾病预防控制与卫生应急管理是指卫生行政部门对疾病的预防、控制和应急响应进行管理和组织的工作。该管理旨在保护公众的健康和安全，及时应对突发公共卫生事件。在疾病预防控制方面，卫生行政部门负责制定和推广疾病预防控制策略和政策。这包括制定疫苗接种计划、传染病监测和报告制度、卫生教育和宣传活动等，以预防和控制传染病的传播。此外，还会推动健康检查、筛查和慢性病管理等措施，促进疾病早期发现和干预。同时，卫生行政部门负责建立和维护疾病监测和报告系统。这包括监测疾病的发病情况、传播途径和变异情况，及时掌握疾病流行趋势，为疾病预防和控制提供科学依据。同时，建立疾病报告制度，要求医疗机构和相关人员及时报告疑似病例和疫情，以确保及早采取措施进行控制和防范。

　　卫生行政部门负责制定应急预案、流程和应对措施，组织应急演练和培训，提高应急响应能力。在发生突发公共卫生事件时，卫生行政部门协调各相关部门和医疗机构，迅速启动应急响应机制，采取控制传播、救治患者、提供卫生保障等措施，以最大程度减少损失和风险。

此外，卫生行政部门还负责卫生应急信息的收集、分析和发布，向公众提供及时、准确的卫生安全信息，防止恐慌和不必要的传言。

通过疾病预防控制与卫生应急管理，卫生行政部门能够及时识别和应对潜在的公共卫生威胁，保护公众的健康和安全。这需要政府部门、医疗机构、公众和其他相关方的密切合作，共同应对疾病的挑战和突发公共卫生事件。

第一节　疾病预防控制

一、疾病预防控制管理概述

（一）疾病预防控制管理的基本概念

1. 疾病预防控制的概念和意义

疾病预防指实施预防的主体以保护健康为目的，通过干预，做好事前防备，消除影响机体健康的不利因素，以促进健康、保护健康、恢复健康为目的的一系列活动的总称。疾病预防有狭义及广义之分，狭义的疾病预防仅指病因预防，也叫初级预防，主要是针对致病因子或危险因素采取的措施，包括自我保健、健康教育、保护和改善环境等措施。广义的预防还包括对发病期所进行的防止或减缓疾病发展的主要措施，包括"三早"预防和康复治疗。

疾病控制指控制主体在疾病发生前后，为减少疾病在人群中传播或对已染病对象采取的一系列措施和方法的总称。疾病预防控制工作作为我国公共卫生事业的重要组成部分，承担着保障人民群众健康的重要职责，其工作成效直接关系到广大人民群众的身体健康，关系到人口素质的提高和社会经济的发展与稳定。

2. 疾病预防控制管理的概念

疾病预防控制管理指在政府主导下，疾病预防控制管理机构运用计划、组织、指挥、协调、控制等职能，科学合理地配置和使用相关卫生资源，对影响人民群众健康的重大疾病及危及健康的危险因素采取一系列科学有效的措施，以达到预防控制其发生、发展和流行，维护和提高广大人民群众的健康水平的目的。

（二）疾病预防控制管理的特点

1. 疾病预防控制管理工作专业技术性要求高、涉及知识面广

疾病预防控制管理是一项专业技术性很强的工作，其业务范围广泛，工作内容比较庞杂，涉及基础医学、临床医学、预防医学、流行病学、社会学、经济学、管理学等多学科知识。这就要求疾病预防控制管理要加强专业技术队伍建设，要提高专业队伍能力，引进高技术人才，强化技术培训，扩大技术交流，形成完善的专业技术体系。

2. 疾病预防管理具有公益属性

疾病预防控制管理工作承担着保障人民群众健康的首要职责，是政府公共政策中体现服务职能的重要组成部分。近年来，在经历一系列重大突发或渐进性事件后，我国疾病预防控制工作的定位更加清晰明确，即服务社会、服务公众。各级疾病预防控制机构逐渐取消原有的一些营利性的收费项目，市场化的企业投资与运营管理逐渐淡化，公共卫生技术与资源的投入被纳入国家公共政策涵盖的公益性服务之中。

3. 疾病预防控制管理的主体涉及面广

疾病预防控制管理的主体宽泛，从国家层面上来说，疾病预防控制管理的主体是各级各类行政事业单位，分别从不同职责角度负责任地承担起疾病预防控制的工作任务。

4. 疾病预防控制管理的客体复杂

疾病预防的客体包括了各类疾病及危及健康的危险因素。各类疾病如传染病、慢性病、地方病、职业病、寄生虫病等，危及健康的危险因素如食品、职业、环境、放射、学校卫生等影响人群生活、学习、工作等生存环境卫生质量及生命质量的危险因素。

5. 疾病预防控制管理工作需要广大民众的参与

疾病预防控制工作主要面对广大的城乡居民，其工作的开展，预防措施的落实，要发动和依靠群众，动员全社会参与。

（三）我国的疾病预防控制管理体系

1. 我国疾病预防控制管理体系的历史

1949年中华人民共和国刚刚成立，面临着严峻的传染病疫情形势，1949年10月至11月间察北地区发生肺鼠疫后，中央人民政府政务院迅速组建中央防疫委员会，成立了中国卫生总队。1949年11月1日中央人民政府卫生部正式成立，由公共卫生局负责全国卫生防疫工作的组织领导。1951年公共卫生局改称保健防疫局，1953年又改称卫生防疫局（卫生防疫司）。1953年1月经政务院批准在全国正式建立卫生防疫站。1956年，为加强血吸虫病防治工作的领导，卫生部增设血吸虫病防治局。1960年，为加强工业卫生工作的领导，卫生部增设工业卫生局。1964年卫生部颁布《卫生防疫站工作试行条例》，1979年卫生部修改颁布《全国卫生防疫站工作条例》。1989年卫生部分设卫生防疫司和卫生监督司，1995年卫生防疫司和地方病防治司合并成为疾病控制司，基层各乡镇政府设有卫生助理。卫生防疫事业经过半个世纪的实践和总结，到20世纪90年代已渐臻完善。卫生防疫行政管理部门和卫生防疫业务部门从两个方面承担着卫生防疫工作任务，构成了一个完整的卫生防疫体系。

在我国卫生体制改革的步伐中，为了与国际接轨，2001年4月卫生部发布《关于卫生监督体制改革实施的若干意见》和《关于疾病预防控制体制改革的指导意见》，把我国疾病控制与卫生监督职能分开。由于职能的变化，各级卫生防疫站在2002年陆续分离出卫生监督所（局）后改称为疾病预防控制中心，是疾病预防控制、公民健康权的维护的新保障体系。

2. 我国目前的疾病预防控制管理体系

多层次医疗保障体系重点在于"多层次"。当前我国基本医疗保险覆盖范围广、待遇水平不断提高。但商业健康保险、补充医疗保险还有很大的发展空间。因此，完善医疗救助等社会救助、加强基本医保、建立并完善大病保险及其他惠民型补充保险、发展商业健康保险，并促进各制度的有效衔接是未来发展的重点。例如，从供需两端切入商业健康保险发展路径，供给端引导和规范商业医疗保险市场的发展，鼓励利用大数据、保险科技等手段提高保险公司精算定价能力，拓宽服务边界。需求端持续进行保险教育，深入普及健康保险常识和医保知识，提高各级政府部门和人民群众对商业健康保险的认知度，不断扩大商业健康保险的参保率。此外，推动医疗保险和商业健康保险的深度融合，以惠民保为契机充分探索社商融合的新模式，发挥普惠保险在多层次医疗保障体系中的补充作用。

适应老龄化、慢病年轻化背景下的需求变化。随着我国人口结构的变化与老龄化问题的加剧，慢病群体与亚健康群体不断扩大，对于我国医疗保障体系提出新的挑战。通过多层次医疗保障体系的构建，以应对新时期医疗保障需求的变化非常关键。当前，我国基本医疗保险作为居民就医的基本保障，参保人群最多，覆盖带病群体，但基本医疗保险定位为保基本，待遇水平不足以抵御既往症患者长期高额的医疗费用支出。而传统商业保险核保严格，带病体人群、慢病人群及老年群体大多被拒之门外，这类群体的医疗保障在供给侧存在明显的不足。因此，保险行业需要适应这种变化，在做好风险控制的情况下，积极开发相应的保险产品，从资金与服务两个维度解决当前保险供给的不平衡问题。

关注保障体系与地区的适应性。我国幅员辽阔，地区特征与差异明显，各地区医疗保障水平存在差异。以惠民保为例，我国惠民保发展呈现出地区不平衡特点，城市定制情况在全国范围内存在较大差异。各地惠民保产品应该结合当地社会经济发展情况、基本医保保障程度和健康卫生水平设计相应产品，更好发挥惠民保功能作用，以适应和满足当地居民的医疗保障需求。

二、疾病预防控制管理原则与方法

（一）疾病预防控制管理原则

1. 预防为主原则

预防是最具经济效益和效果的防治方法，在疾病预防控制工作中应坚定地贯彻执行"预防为主"的卫生工作方针。我们要牢固树立大卫生的理念，制定科学、合理的综合防治策略和措施，并积极开展疾病预防控制工作。

2. 服务原则

服务是疾病预防控制管理的核心和基础，其目的不仅是向社会、企业和公众提供有效服务，还要为他们追求和实现自身价值创造良好的条件。因此，要大力增强疾病预防控制管理机构的公共服务职能，发展和完善有关的公共设施，更好地满足社会公众的需要。

3. 人本原则

人本原则要求在疾病预防控制管理实践中要一切从人出发，调动人的主动性、创造性和积极性，要求始终把确保广大人民群众的身体健康作为管理工作的出发点和落脚点。

2. 效能原则

疾病预防控制管理应根据实际要求和目标，追求效率和有效性之间的有机统一，使管理的总体效能达到理想状态。

3. 法治管理原则

疾病预防控制工作的开展必须以国家的法律、行政法规为依据。

4. 分类指导原则

疾病预防控制工作是一项专业性很强的工作，其业务范围广，涉及多门学科知识，其管理人员不仅需要掌握管理知识，还必须具有相关的业务基础。从我国国情来看，由于人口众多、地域宽广，疾病预防控制工作的范围广泛，涉及的病种和危害程度因地区而异，导致各地预防控制工作水平不均衡。因此，我们需要根据人民群众的健康需求，因地制宜，突出重点，分类指导，采取切实有效的措施，特别重视严重危害人民健康、对经济和社会发展稳定产生重大影响的疾病的防治工作。

（二）疾病预防控制管理方法

管理方法是指在管理活动中为实现管理目标、保证管理活动顺利进行所采取的具体方案和措施。从管理方法适用的普遍程度来看，疾病预防控制管理同所有的管理活动一样，都需要做好决策、协调、组织和控制，以保证预定目标的实现。因此，在疾病控制管理中运用的管理方法也包含任务管理法、系统管理法、目标管理法、人本管理法等通用管理方法，而作为公共卫生事业的一个重要组成部分，疾病预防控制管理还涉及行政管理方法等特有方法。从管理方法的定量化程度来看，疾病预防控制又可分为定性管理方法和定量管理方法。从管理方法和手段的强制性程度来看，疾病预防控制管理中运用的方法又可分为刚性方法和柔性方法。由于疾病预防控制体系庞杂，涉及因素较多、疾病预防控制管理的方法正朝着如下方向发展：

1. 系统化

在疾病预防控制的传统管理中，行政方法是较为常用的管理方法，随着社会经济的发展和管理方法的变革，法律方法、经济方法、社会心理学方法等都被纳入了疾病预防控制管理之中，从而构成了一个系统的管理方法体系。

2. 民主化

在计划经济体制管理体制下，由于行政管理是主要的管理方法，因而往往是自上而下的单线型的政府行为运作，随着社会法制化、民主化进程的加快，公共事业管理理念民主化的发展，疾病预防控制管理方法具有了民主化的特点，"使用者参与管理"，主张受疾病预防控制管理决策所影响的人，都应该进入到决策和运作过程之中。

3. 数据化

随着科学技术的发展，特别是信息技术的革新，疾病预防控制管理中引入了大量的科学技术手段，必须将传统管理方法中的定性分析与定量分析结合起来，使管理日趋"数据化"和"科学化"。

第二节 疾病预防控制管理
的主要任务与评价

一、疾病预防控制现状

疾病预防控制体系是保障人民健康、维护社会稳定的重要保障。然而，目前体系建设中存在一些问题，包括资金投入不足、人才队伍建设滞后、公众健康教育缺失等。这些问题的存在，导致疾病预防控制体系的建设进展缓慢，无法满足社会发展的需要。

首先，资金投入不足是疾病预防控制体系建设中的一个突出问题。由于政府投入的资金有限，使得体系建设所需的人、财、物资源得不到充分保障，导致一些重要的防控措施无法得到有效实施。例如，一些基层卫生机构缺乏必要的仪器设备，无法进行准确的检测和诊断，给疾病防控带来了很大的困难。

其次，人才队伍建设滞后也是疾病预防控制体系建设中存在的问题之一。由于专业人才缺乏，使得一些重要的防控措施无法得到有效实施。例如，一些基层卫生机构缺乏专业的医生和技术人员，无法进行准确的检测和诊断，给疾病防控带来了很大的困难。

最后，公众健康教育缺失也是疾病预防控制体系建设中的一个重要问题。由于公众健康教育不足，使得人们对疾病的防控意识不强，对防控措施的认知度不高，导致一些重要的防控措施无法得到有效实施。例如，一些人对疫苗的作用和安全性存在疑虑，不愿意接受疫苗接种，给疾病防控带来了很大的困难。

二、疾病预防控制存在的问题

（一）"重医轻防"的意识和现象普遍存在

疾控工作的重点是预防为主，这也是我国疾控工作最有效、最经济的工作方针，但这一方针落实地不够好，仍存在一些重医轻防的现象，人民群众防病意识不强，生活方式不健康，很多人身体处于"亚健康"状态，遇到疾病或疏于防范，或过度紧张造成恐慌，缺乏科学态度。

（二）基层疾病预防控制体系还不够完善

一是区乡村三级医疗机构职责还不够明晰。当前，虽然全区三级医疗卫生网络基本建立，但彼此间的配合默契还不够。二是改革政策落实力度不够。疾控体系改革是一个庞大复杂的工程，除基本的实施方案外还有相应的配套措施文件，在具体落实时，市区配合不够。三是区域医疗共同体效果不显著。没有充分整合城区医疗资源，基层医疗技术能力较弱、服务水平偏低，疾病预防控制体系建设的整体质量不高，应对突发公共卫生事件的能力不强。

（三）疾病预防控制信息化应用能力还不强

信息化建设不充分，大数据运用能力不强，"互联网＋"理念缺乏，虽然建立了区级全民健康信息系统，但与疾病防控系统的基础信息收集、分析和利用未能建立统一、高效的公共卫生信息平台，很多工作无法有效对接，不能利用大数据形成及时有效的分析结论，制约了疾控工作信息化、现代化发展。在新冠肺炎疫情抗击中，基层反映最突出的问题就是"表格抗疫"，不仅数据多头来源，互相打架，而且重复繁重的填表任务，消耗了基层干部大量时间和精力，令基层抗疫工作不堪重负。

（四）公共卫生建设的支撑保障还不够

一是办公硬件跟不上。个别地区没有标准化办公场所，实验室等设备配置也跟不上现代化的要求。二是公共卫生人员待遇较低。基层医疗机构工作生活条件较差，工资待遇不高，年轻医生不愿到基层医疗机构工作，留不住人才。同时，也没有能力和途径为现有人员提供更多的职业能力培训进修机会，严重制约了疾控体系的现代化建设。三是专业人才严重缺乏。疾控中心目前的实有人员中，没有疾控方面的专业技术人员，无法胜任疾病预防控制相关工作。乡镇卫生院、村（社区）卫生服务中心（卫生室）医疗卫生人员专业水平和能力参差不齐，全科医生制度难以落实。

三、疾病预防控制的对策建议

针对以上存在的问题，我们聚集疾控主责主业，强化疾病预防控制和健康管理的组织实施，提出以下四点建议：

（一）强化认识，深入实施全民健康行动

一是倡导健康文明生活方式。引导群众树立养成健康生活方式，主动做好个人与家庭成员的健康监测，全面提升防控意识和自我防护能力。二是持续改善生产生活环境。持续开展城乡环境卫生整洁行动，对各类农贸市场集中整治，抓好老旧小区、城乡结合部、背街小巷等薄弱环节和农村地区的环境卫生整治。三是加强重点人群健康服务。落实妇幼、学生、老年重点人群健康促进行动，开展综合防控儿童青少年近视评议考核，加强妇幼保健机构机制创新试点，实施社区医养结合能力提升工程等。

（二）强化改革，持续完善疾病预防控制体系

一是进一步明晰各医疗机构职责。对城乡医疗资源进行网格化布局，明确区级医院、乡镇卫生院各自的服务内容；要求乡镇卫生院统一管理村级卫生室，并承担乡村两级公共卫生应急"兜底"职责，村级卫生室承担行政村（社区）的公共服务及一般疾病的诊治。二是建立常态化改革落地监督考核机制。建立常态化的监督、考核制度，主要领导定期听取改革政策的落实情况，督办重难点问题，牵头单位制定责任清单，细化措施办法，逐项落实改革任务。同时，建立市区两级联动机制，加强市区协同作战配合默契。三是做实区域医疗共同体。比如湖北省利用沙市作为荆州中心城区的地理优势，依托市级医疗机构力量，以区人民医

院为龙头，乡镇卫生院以及所辖村卫生室参与，建立目标明确、上下联动、权责清晰的分工协作机制，真正形成管理、服务、利益、责任共同体。

（三）强化信息建设，提高应对突发公共卫生事件应急处置能力

一是推进疾病预防控制工作从传统向现代化转变，实现手段信息化。坚持大卫生、大健康理念，依托全民健康基础信息化建设，深度融合医疗服务、公共卫生基础信息，运用大数据、人工智能、云计算、物联网等技术，实现信息资源共享、互联互通，在常态化监测、疫情预警处置、趋势预测研判、传染源追本溯源、资源调配和防控救治等方面发挥重要支撑作用。二是做好管理辖区内疾病预防控制信息系统的维护和运用。在保障信息的质量和安全的前提下，进一步完善电子病历、健康档案以及全员人口数据库，建立疫情报告监测预警及其公共卫生突发事件信息网络体系，构建公共卫生云平台及疾病防控业务应用系统，建立面向公众的公共卫生信息服务，不断提升疾病预防控制和公共卫生服务的及时性、便捷性和公平性，提高群众的满意度。

（四）强化支撑保障，提高公共卫生建设水平

一是加强办公场所保障。继续加强区疾控中心建设，积极争取市级支持，尽快落实区疾控中心新办公地址的搬迁工作，确保办公场所达到不低于 70 ㎡ / 人的标准；同时，加强实验室建设，确保疾控中心成立 3 年内，实验室能独立开展常规卫生监测检验、突发疫情和突发公共卫生事件现场采样及快速监测等工作。二是提高公共卫生人员的薪酬待遇。落实公共卫生人员防疫津贴、传染病疫情防治人员临时性工作补贴等薪酬制度和激励政策；完善公立医院的薪酬总量核定、内部绩效考核和收入分配办法。三是加强公共卫生人才队伍建设。继续实施基层公共卫生人才免费订单定向培养计划，加大疾控专业人才的招考和引进；依托市疾控中心的公共卫生医师规范化培训基地，加强公共卫生医师专项培训，定期开展院前急救培训，并将院前急救纳入住院医师规范化体系。

第三节 卫生应急管理概述

一、卫生应急管理的概念

卫生应急是指在突发公共卫生事件发生之前或之后，通过采取监测、预测、预警、储备等应急准备措施，以及现场处置等措施，及时预防和控制可能导致突发公共卫生事件的因素，并减少其对社会造成的危害。这是一系列综合性活动，旨在确保在突发公共卫生事件发生时能够迅速做出反应。

通过制定应急预案、建立监测系统、加强人员培训和建立应急物资储备等措施，卫生应急能够提前做好充分准备，以应对突发公共卫生事件的发生。这样可以有效减少事件对社会的影响，最大限度地保护公众的健康和安全。在突发公共卫生事件发生后，卫生应急涉及现场处置、疫情调查、病原学分析、流行病学调查、医疗救治、风险评估等方面的工作，以最大限度地减少疾病传播和对公众健康的影响。卫生应急的目标是保障公众的生命安全和身体健康，减少突发公共卫生事件的危害和影响。通过及时采取预防、控制和救治措施，卫生应急能够有效应对突发公共卫生事件，保护公众的健康和社会的稳定。

二、卫生应急管理的特点

预防为主。卫生应急工作的首要目标是预防突发公共卫生事件的发生。通过建立完善的预案体系、培训应急队伍、加强预测预警和快速处置能力等措施，努力将突发公共卫生事件控制在萌芽状态或初期，最大限度减少对公众健康的影响。

适应国情和全球化。卫生应急工作必须符合我国的基本卫生国情，能够及时有效地调动相关卫生资源、整合社会资源，动员全社会参与应急工作。同时，它也要符合经济全球化的特点，借鉴国外卫生应急的理论和实践，积极参与国际卫生应急合作。

长期建设与完善。卫生应急机制和体系的建设确实是一个长期的过程，需要不断加强硬件建设和软件建设。在硬件建设方面，加强监测信息网络和实验室检测能力是非常重要的。建立健全的监测信息网络，包括疾病监测系统、环境监测系统等，可以实时掌握疫情和卫生状况，及早发现和预警可能的突发公共卫生事件。同时，加强实验室检测能力，研发和应用先进的实验室技术，可以提高病原微生物的检测和鉴定水平，为突发公共卫生事件的应急处置提供准确的科学依据。在软件建设方面，人员培训和能力建设非常重要。加强对应急人员的培训，提高其应对突发公共卫生事件的能力和技能，可以确保他们能够快速、有效地开展应急工作。此外，还需要加强专业技术人员的队伍建设，提高他们在卫生应急工作中的专业水平和能力。

依法开展工作。卫生应急工作必须依法进行，相关法律法规为其提供了明确的指导和规范。卫生应急工作依靠法律的支持和保障，可以更加有序地进行。同时，科学和专业的方法也是卫生应急工作的基础。依靠科学的研究和技术手段，可以更好地应对突发公共卫生事件，保护公众的健康和安全。此外，卫生应急工作需要全社会和广大群众的参与和支持。公众的健康意识和自我保护能力的提高，对于预防和控制突发公共卫生事件具有重要意义。因此，加强公众的健康教育和宣传，增强公众对卫生应急工作的认识和参与意识，是卫生应急工作的重要组成部分。

三、卫生应急管理的原则

预防为主，持续不断。通过加强预防措施，包括提高公众的健康意识、加强防范措施和应急储备工作等，可以降低突发公共卫生事件的发生概率和对健康的影响。同时，卫生应急工作也需要持续不断地进行，不仅是在突发事件发生时才采取行动，而是要长期保持警惕，随时准备应对可能发生的突发公共卫生事件。

统一领导，分级负责。各级政府在突发公共事件应急处理中发挥统一领导和指挥的作用，各相关部门根据预案规定，在各自的职责范围内开展卫生应急工作。医疗卫生机构在卫生行政部门的协调下，负责做好物资技术储备、人员培训演练、监测预警等工作，以确保卫生应急工作的有序进行。

全面响应，保障健康。卫生应急工作面临复杂的情况和大规模的人群，需要全面响应，及时采取措施，保障公众的健康和安全。医疗卫生机构需要与卫生行政部门和其他部门协同合作，共同开展疾病控制、医疗救治等工作，以最大限度减少公众在突发公共卫生事件中的伤害。

规范依法，措施果断。卫生应急工作需要依据相关法律、法规和规章进行，建立系统、规范的应急处理工作制度。各级政府和卫生行政部门需要快速反应，及时有效地开展突发公共卫生事件的监测、报告和处理工作。

依靠科学，加强合作。科学的方法和技术可以为应急处理提供支持，地方政府、军队和各相关部门及机构需要加强合作，共享资源，有效开展卫生应急工作。此外，还需要广泛动员公众参与突发公共事件的应急处理工作，共同努力应对突发公共卫生事件的挑战。

第四节　卫生应急法制、体制与机制

构建完善的国家公共卫生应急管理体系是国家应急管理体系的重要组成部分。该体系承担着预防、控制、化解和消除公共卫生事件危害的关键责任。建设这样一个体系需要进行整体性、系统性和协同性的改革任务。这不仅包括改善疾病预防控制体系和医疗救治救援体系，还需对突发公共卫生事件的预防与应急准备、监测与预警、应急处置与救治救援、事后恢复以及物资保障等各个环节进行统筹设计。同时，还需要加强体系建设，并从制度和机制层面优化关系、加强管理。

一、我国突发公共卫生法律体系的问题

（一）突发"疫情"信息层层上报制度效率较低，与我国建立的传染病直报系统存在制度冲突

在突发公共卫生事件中，信息的快速上报和传递对于及时采取措施和应对疫情至关重要。传染病直报系统是为了确保一线医护人员能够快速上报疫情信息，以便及时启动应急响应。然而，在实践中，由于层层上报的程序较为复杂，信息传递的速度和效率可能受到影响。这种制度冲突可能导致疫情信息的滞后上报和响应的延迟。

为了解决这个问题，需要在制度设计上进行改进。一方面，可以考虑简化上报程序，减少不必要的环节，提高信息传递的速度。另一方面，可以加强传染病直报系统与信息披露制度的衔接，确保疫情信息能够及时传递到相关部门和公众，以便采取相应的措施和预防控制。此外，还需要加强医疗机构和人员的培训，提高他们对信息上报和应急响应的意识和能力。通过提供相关的指导和培训，可以帮助医护人员更好地理解和遵守信息上报的程序，提高信息上报的准确性和及

时性。

（二）我国突发公共卫生法律体系赋予政府行政紧急权利的内容过于"粗放"，缺乏"细致接地气"的考量

我国突发公共卫生法律体系赋予政府行政紧急权利的内容过于"粗放"，缺乏"细致接地气"的考量。这意味着在法律中赋予政府的紧急权力可能过于笼统，缺乏具体情境和操作指引。在突发公共卫生事件中，政府需要行使一定的紧急权力来采取必要的措施，以保护公众的健康和安全。然而，如果法律赋予的权力过于宽泛和抽象，缺乏具体操作的细节，可能导致权力滥用或执行不当的问题。

（三）我国突发公共卫生法律体系对"应急处置与救援"的重视不够，对应急物资的规定偏储备少分配，且多为原则性规定

我国突发公共卫生法律体系对"应急处置与救援"的重视不够，对应急物资的规定偏向储备较少和原则性规定的情况。确保充足的应急物资供应和有效的应急处置是应对突发公共卫生事件的关键。如果法律体系对此方面的规定不够具体和有效，可能导致在应急处置和救援过程中出现问题。

（四）现有紧急时期法律体系存在僵化和滞后

我国突发公共卫生法律体系对"应急处置与救援"的重视不够，对应急物资的规定偏向储备少分配，并且多为原则性规定。此外，你还指出现有紧急时期法律体系存在僵化和滞后的问题。在突发公共卫生事件中，应急处置和救援是至关重要的环节。

二、我国突发公共卫生法律体系完善思路

（一）夯实突发公共卫生事件应急管理的法治保障

首先，需要健全支撑卫生应急的基本法律体系。这包括修订和完善相关法律，如《突发事件应对法》《传染病防治法》和《野生动物保护法》等，以增强各项法律之间的衔接性，并提高法律条款的可操作性。通过法律的明确规定，能够为卫生应急工作提供明确的法律依据和指导。

其次，需要健全突发急性传染病大流行应对预案体系。这包括提高预案的针对性和可操作性，确保预案能够在实际应急情况下有效执行。同时，还需要完善应急物资储备与保障、生产生活生命线保障、科研攻关等关键点的专项子预案，以确保各项关键任务得到妥善执行。

另外，要确保法律法规预案标准的落实。这意味着加强法律的适用，善用现有法律工具，提升公共卫生和重大疫情防控的法治化水平。各级政府和执法机构需要加强对法律的理解和运用，积极履行法律责任，确保相关法律规定的有效实施。

（二）加强疾病预防控制体系建设

加强疾控系统检测检验能力，要坚决执行"预防为主"的原则，把重点放在基层。开展基层疾控机构实验室建设需求、必要性和效率评估，建立跨部门、跨地域的检验平台，优化资源使用效率，降低成本。

加强人才队伍建设。培养具有现代疾病防控理论、实践经验和科学管理知识的专业技术人员及管理人员，健全完善公共卫生培养、准入、使用、待遇保障、考核评价和激励机制等方面的政策，建立保障与激励相结合的运行新机制。

依托疾控系统建设智能化公共卫生突发事件监测预警系统，推进指挥体系的数字化、智能化方面，依托全市"一网统管"平台，建设多数据、全方位、广覆盖的市级公共卫生应急指挥系统，建立疫情联防联控大数据智慧决策平台。

完善功能定位。加强疾控机构实验室能力建设，切实发挥国家和省级实验室检验"一锤定音"的重要作用。

（三）全面完善防范化解公共卫生重大风险工作机制

首先，需要完善卫生应急监测预警和早期响应机制。这包括建立健全监测预警系统，及时掌握疫情信息，预测和评估风险，以便采取及时有效的措施应对。同时，还需要加强早期响应机制，包括快速启动应急预案、组织专业人员和资源、加强协调合作等，以迅速有效地控制疫情扩散。

其次，需要建立集中统一高效的领导指挥体系。这包括健全和优化平战结合的联防联控机制，确保各级政府的领导和指挥能够有机衔接、协同运作。同时，要加强地方党委政府和国家专业部门之间的合作，充分发挥各自的治理和技术优势，确保指令清晰、系统有序、执行有力，以解决疫情应对工作中的问题。

另外，需要加强应急处置协同机制建设。这包括优化政府部门间的协同机制，加强不同层级政府之间的协同，加强军地协同以及官方与民间的协同合作。通过加强协同机制，能够提升整体协同能力，实现资源的合理配置和任务的协同推进。

最后，需要完善卫生应急所需的医疗激增能力保障机制。这包括建立医疗激增能力的预案和机制，确保在突发公共卫生事件中能够迅速增加医疗资源、人员和设备，并合理分配和调配，以满足应急情况下的医疗需求。

（四）重大疫情防控救治体系建设

首先，需要完善公共卫生医疗服务资源的区域布局，建立传染病救治国家和区域医疗中心，以确保在重大疫情暴发时能够提供高水平的医疗服务。同时，要建立从国家到省、市、县的一体化医疗服务体系，实现资源的合理配置和优化利用。

其次，需要持续加强分级诊疗等制度建设。这包括加快推进城市医疗集团和县域医共体网格化布局建设，通过建立医联体和转诊机制，实现公共卫生服务与医疗服务的高效协同和衔接。同时，要引导医联体内形成顺畅的转诊机制，建立健全分级、分层、分流的传染病等重大疫情救治机制，确保患者能够得到及时、有效的救治。

另外，需要完善基层医疗卫生机构的运行机制，特别是公共卫生服务体系的建设。这包括加强基础设施建设和物资配备，提高基层医疗卫生机构的能力和水平，以满足重大疫情防控的要求。同时，要加强基层医疗卫生队伍的建设，培养和发展专业人才，提升基层医疗卫生机构的综合能力。

（五）提升突发公共卫生事件应急保障能力

加强卫生应急能力的人力资源投入，包括加强相关学科的建设，并大力培养公共卫生医师和卫生应急管理专业人才。这意味着增加对公共卫生领域的人才培养和教育投资，提高专业人才的数量和质量，以应对重大突发公共卫生事件的需求。

做好重特大突发公共卫生事件的应急物资资源准备。这包括建立健全的应急物资储备和供应体系，确保在紧急情况下能够及时调配和分发必要的医疗设备、药品、防护用品等物资，以支持应急处置工作。

提升公共卫生科技支撑能力。加强对疾控领域公共卫生与健康安全科技创新的支持力度，突破核心关键技术。同时，支持一线临床技术的创新，及时推广有效的救治方案。充分利用现代信息技术，借助全民健康信息平台和智慧城市平台等，提升卫生应急信息化和智能化服务水平。

加大对公共卫生事业的投入，完善卫生应急资金保障机制。这意味着增加对公共卫生事业的财政投入，确保卫生应急工作所需资金的充足和稳定，以支持应急管理体系的建设和运行。

（六）健全重大疾病医疗保险和救助制度

在发生重大疫情应急响应等紧急情况时，医保经办机构可以提前预拨部分医保基金，以确保医疗机构先救治患者，后进行费用结算。同时，需要完善医保异地即时结算制度，以确保患者在就医过程中不会因费用问题受到影响。

积极探索建立特殊群体和特定疾病医药费用豁免制度，有针对性地免除医保支付目录、支付限额、用药量等限制性条款，以减轻患者的经济负担。

积极探索建立疫情患者医疗费用的财政兜底保障机制，完善重大疫情医疗救治的医保支付政策，并提高对基层医疗机构的支付比例，以确保医疗费用得到及时支付。

完善社会捐赠制度，健全捐赠物资分配审核流程，确保物资分配公平合理，并加强信息公开。

（七）大力推进公共卫生的社会参与，夯实卫生应急的社会基础

在社区层面积极践行党的群众路线，广泛推行群众自我管理、自我服务、自我教育和自我监督的原则。通过加强社区组织建设和社区居民参与，实现社区居民在突发公共卫生事件中的自我组织和自我管理，提高应对能力。

充分发挥红十字会和其他相关社会组织的作用。建立协调联动机制，将有代表性的社会组织负责人纳入相应的联防联控机制中，使其在突发公共卫生事件发生时能够有序参与应急处置工作，发挥其"政府的协助力量"角色，成为基层群众的优秀服务者。

加强公共卫生科普和宣教，提高国民的卫生文明素质。这包括加强对公共卫生知识的普及，提供正确的卫生防护指导，推广良好的卫生习惯和行为，以提高公众对公共卫生重要性的认识，增强自我保护意识和能力，从而提升整体国民健康水平。

第五节　卫生应急预案体系

一、卫生应急预案体系概述

（一）卫生应急预案的概念

卫生应急预案，是我国突发公共事件总体应急预案的组成部分之一，指针对可能发生的突发公共卫生事件，为迅速、有序地开展卫生处置工作而预先制订的一整套行动计划或方案。应急预案是应对突发公共卫生事件的原则性方案，它提供了突发公共卫生事件处置的基本规则，是突发公共卫生事件应急响应的操作指南。

（二）卫生应急预案体系的构成

建立覆盖全国各地区、各行业、各单位的卫生应急预案体系，在突发事件应对过程中发挥着重要作用。预案体系的建设能够科学规范突发事件的应对和处置工作。通过明确各级政府、各部门和各组织在应急体系中的职责，形成简洁、统一、高效和协调的突发事件应急处置机制。同时，预案体系能够合理配置应对突发事件所需的相关资源。通过提前规划、储备和管理各类应急资源，按照预案规定的程序，确保资源能够迅速投入使用。此外，预案体系还能提高应急决策的科学性和时效性。突发事件的紧迫性、信息不对称性和资源有限性要求迅速做出应急决策，而预案提供了科学的思路和方法，能够准确评估突发事件的规模、性质和严重程度，并制定合理的应对措施，从而减轻事件带来的危害程度。

二、卫生应急预案体系建设的目的、作用

卫生应急预案体系的建设旨在有效预防、及时控制和消除突发公共卫生事件及其危害，指导和规范各类突发公共卫生事件的应急处理工作，最大限度地减少对公众健康造成的危害，保障公众身心健康和生命安全。

第九章

医疗机构公共卫生管理

　　医疗机构公共卫生管理是指医疗机构内部对公共卫生事务进行管理和组织的工作。该管理旨在保护医疗机构内部的员工和患者的健康，预防和控制传染病的传播，提高医疗环境的卫生水平。医疗机构应建立健全的公共卫生管理体系，确保医疗机构内部的卫生标准和操作规范。这包括制定和推广手卫生、环境清洁、医疗废物处理等方面的规范和流程，以预防和控制医院内部感染和疾病传播。医疗机构应定期进行环境清洁和消毒，确保医疗设施、手术室、病房等场所的卫生安全。此外，医疗机构还应建立感染预防控制委员会或类似机构，负责监测和控制医院内部的感染病例和疫情，推动感染控制措施的落实。

　　医疗机构应确保医疗器械和设备的安全性和有效性，定期进行检修、维护和消毒。同时，医疗机构还应建立医疗废物管理制度，规范医疗废物的分类、收集、储存、处置和回收利用，确保医疗废物不对环境和公共健康造成危害。医疗机构应建立健康档案管理制度，监测和管理员工的健康状况，定期进行健康检查和职业病筛查。同时，医疗机构还应加强员工的职业卫生教育和培训，提高员工的卫生意识和操作技能。

　　通过医疗机构公共卫生管理，可以降低医疗机构内部感染和疾病传播的风险，保护员工和患者的健康安全。这需要医疗机构建立健全的管理体系，加强卫生标准的执行和监督，持续改进和创新公共卫生管理措施。同时，医疗机构还应积极与卫生行政部门和相关机构合作，共同推动公共卫生工作的发展和进步。

第一节　医疗机构公共卫生管理与疾病控制

公立医院在我国医疗体系中扮演着至关重要的角色，其公共卫生管理水平直接影响着整体公共卫生管理水平，对于保障人民健康和维护社会稳定具有重要的意义和价值。然而，当前许多公立医院在公共卫生管理方面存在着一系列问题，这些问题在很大程度上限制了医院应有的社会作用的发挥。因此，公立医院的管理人员应该高度重视这些问题，认真分析其存在的原因，并在此基础上制定科学的应对策略，以有效推动公立医院的公共卫生管理水平提升。

一、公立医院公共卫生管理中存在的主要问题

目前，公立医院在公共卫生管理方面存在一些问题，包括缺乏管理和质量意识、缺乏专业人才、质控体系不完善以及管理手段落后等。这些问题限制了公立医院在公共卫生管理中发挥应有的作用。

首先，一些医院存在"重诊疗、轻管理"的情况，对公共卫生管理和控制的重要性缺乏足够的重视。同时，缺乏必要的质量教育，导致许多人没有形成强化的质量意识，在医务人员的行为和行动中没有得到体现。此外，一些医院盲目追求经济效益，忽视了公共卫生管理，甚至出现违规行为。

其次，由于编制等因素的影响，一些医院难以有效引进、保留、培养具有公共卫生管理经验的人才和专家。一些医院缺乏感控和质控部门，专职管理人员配置不足，工作矛盾突出，导致医疗管理和质量控制的职能无法有效发挥。同时，医院缺乏了解管理和业务的人才，难以进行科学决策和指导。

第三，质控体系需要进一步健全。部分医院对院、科两级质量管理机构未进行健全，相关质量控制委员会、质控科、业务部门、科室质控小组的职能不够有

效，公共卫生管理工作缺乏经常性和系统性。此外，医院未及时修订和完善公共卫生管理制度，实际工作中未能按要求进行充分落实。缺乏完整配套的质量考核评价细则，对基础和环节医疗质量缺乏足够重视，缺乏有效的质控措施和绩效考核制度。

最后，一些医院仍采用陈旧、粗放的公共卫生管理手段、方法和理念，缺乏广泛的信息化建设和电子病历管理。缺乏统计分析诊疗质量、工作效率、管理质量等指标，并对原因进行深入剖析，并结合实际制定和实施整改措施。此外，一些医院存在自上而下的强制性管理，阻碍了科室之间、机关和科室之间、医院和患者之间的有效沟通。部分医院过度依赖单一管理手段，使用扣奖金、罚款等替代标准质量考核措施，使得被管理者对于管理目标缺乏深刻的理解和领会，增加了管理难度。

总之，公立医院在公共卫生管理方面面临着一系列问题，需要加强管理人员的重视，并制定科学的应对策略，以提升公立医院的公共卫生管理水平。这样可以更好地保障人民的健康，维护社会的稳定。

二、目前公立医院在疾病防控中的不足

（一）疾病防控重要性的意识不足

目前正值"十四五"规划制订时期，医院普遍都启动了"十四五"规划的编制工作，但我们发现，很多医院管理者并没有将疾病防控的基础建设、人员建设和流程管理放入规划，其政治意识淡漠，大局意识欠缺。这个问题发现的正是时候，要让医院管理者认识到，公立医院的功能定位，不仅在学科建设、科研教育上非常重要，更是国家卫生和防疫工作的一个重要组成部分，在预防和救治环节都要发挥不可替代的作用。

（二）基础设施和学科建设投入不足

由于对疾病防控工作的意识不到位，导致很多医院在对未来疫情防控的工作中没有任何投入。公共卫生救治能力是在新时代特殊时期下对公立医院建设提出

的挑战。具体表现在以下两个方面：一是医院应急救治基础设施条件相对落后、装备水平不高，突出表现为发热门诊的空间布局和资源配置不足，规范化管理有待进一步加强。二是传（感）染、急诊创伤、呼吸、重症医学和院感（感控）等公共卫生相关学科建设较为薄弱，人才储备、技术力量和空间布局相对不足，应急反应和救治能力、实验室快速检测能力、传染病防治科技创新能力有待进一步增强。

（三）疾病防控管理机制未建立

医院疫情防控的内部管理机制有待进一步加强，包括院内应急响应和指挥体系，出入口、道口、楼宇和重点区域的管控，筛查甄别、监测预警和信息上报流程和机制，多学科会诊和医疗救治制度，院内资源调动和平战结合的管理制度，包括床位应急腾空、队伍集聚、物资设备储备保障等。

三、对疾病防控进行改善

我国居民的健康现状不容乐观！慢性病死亡率占到整个疾病死亡率的85%，因慢性病引起的疾病负担占中国整个疾病负担的70%。我国居民健康现状：高血压人口有1.6—1.7亿人；高血脂有1亿多人；糖尿病患者已达到9240万人；超重或者肥胖症有7000万—2亿人；血脂异常的有1.6亿人；脂肪肝患者有1.2亿人；平均每30秒有一个人患癌症；平均每30秒就有一个人得糖尿病；平均每30秒至少有一人死于心脑血管疾病。

我国居民的健康状况急需改善，这些慢性病都是可防可控的。健康问题已日益成为人们公众关注的一个主要问题。预防是最具成本效益的卫生战略。因此，贴近群众的卫生需要，做好疾病预防。为了提高人们的健康水平，中国一直有预防或早期控制疾病的优良传统。中医的主要思想是：预防疾病。即策略尽快关注轻度患者病情的变化，可以有效地拯救更多的生命，但也避免了医疗资源的紧张和短期运行效果，使更多的患者可以治疗。事实上，当前疫情防控的正常化也是加强预防疾病发生的科学对策。

不可否认的是，中国医务人员总数占世界总人口的比例与世界发达国家的比例仍存在很大差距。公立医院过度拥挤的情况无法迅速缓解，许多医患的情况和高工作压力无法有效解决。因此，提高微观时期的疾病防治水平，不仅能提高人们的健康水平，减少疾病干扰，提高生活质量，提高平均预期寿命，还能在一定程度上缓解当前医疗资源短缺的情况。

目前，健康中国已成为国家战略，加强疾病预防应该是全社会的共同责任和努力。推进中国健康战略，坚持"通让"，改革健全疾病防治制度，提高公众长期医疗水平，关注问题和新挑战，增强早期预警能力，努力全面提高疾病预防供给和服务水平，满足人们对美好生活的需求，控制疾病。同时，加大宣传力度，开展爱国主义健康运动，增强公众的疾病预防意识。此外，作为公众个人，我们应该学习疾病防控的科学知识，发展健康的生活方式，从根本上提高人民的卫生知识水平。

只要做任何准备，你都会成功；没有准备，你一定会失败。"十四五"规划将"保障人民健康处于优先发展的战略地位，坚持预防为主的政策"，指出了我国医疗健康发展的方向。只有加强疾病预防和预防疾病处于萌芽状态，人们才能更好地发展出有利于健康生活的模式，形成更好的经济社会发展模式和治理模式，最终实现健康和经济社会的健康协调发展。

要充分利用科技手段提高疾病预防控制的效率和能力。通过加大对卫生健康领域科技的投入，推动核心技术的突破和创新，加快发展生命科学、生物技术、医药卫生、医疗设备等领域，弥补我国在这些领域的短板。科技的支持可以提供更快速、准确的疫情监测和预警手段，加强疫苗和药物研发，提高诊断和救治水平，改善疫情防控的整体效果。

积极履行国际义务，与其他国家和国际组织加强合作，共同应对全球公共卫生挑战。通过深入参与国际标准、规范、指南的制定，分享中国在疫情防控方面的经验和做法，提升我国在全球卫生治理体系中的影响力和话语权。同时，与各国卫生部门和国际组织建立紧密的合作机制，共同构建人类卫生健康共同体，推动全球卫生事业的发展和进步。

四、解决公立医院公共卫生管理的对策

质量教育经常化、制度化。将质量教育作为常态化的工作，制定相应的教育计划和制度。利用警示教育、案例分析、知识竞赛、参观教学、专家辅导、专题讲座等多种形式进行质量教育，确保医务人员全面掌握质量管理理念、规章制度和医疗法律法规等相关内容。

全员参与。将医务人员、职能部门工作人员、窗口部门、后勤保障部门等纳入质量教育的范围，实现全员参与。通过培训、会议、讲座等形式，让所有工作人员形成"质量就是生命"的意识，营造"人人参与"的氛围。

强化自我管理和自主管理意识。倡导医务人员主动关注和管理自身的工作质量，形成自我管理和自主管理的理念。通过制定个人目标、定期自我评估和反思，促使医务人员不断提升自身的专业能力和质量水平。

建立绩效考核制度。将医疗质量控制作为绩效考核的重要指标之一，将医务人员在质量管理方面的表现纳入考核范畴。通过正向激励和奖惩机制，推动医务人员积极参与质量控制工作。

制定规章制度并落实。医院应修订和完善相关医疗制度，明确规定医务人员在诊疗操作、医疗告知、手术安全等方面的责任和要求。通过规章制度的落实，确保医疗质量的规范和标准化。

第二节　医疗机构公共卫生管理与突发公共卫生事件应对

综合性医院不仅负责辖区人民的日常健康预防和医疗工作，还承担着参与突发意外事故、自然灾害等紧急救援任务的责任。例如，参与抗洪、地震和传染病疫情救援等紧急救护保障工作。这些紧急救援任务为医院提供了锻炼的机会，使其能够在应对突发公共卫生事件时发挥更大的作用。

一、做好应对突发公共卫生事件的控制

（一）制定科学合理的应急预案

为了有效控制突发公共卫生事件，综合性医院需要在平时制定科学合理的应急预案，建立应急机制，并制定和完善紧急控制措施。

加强组织领导：医院应设立应急指挥部（组），统一协调各部门的参与，并明确各部门的职责，确保分工明确、责任落实。只有在高度统一的指挥下，才能最大限度地发挥各方面力量，调动所有资源，及时控制事件。

制定科学合理的预案：医院需要收集和掌握本地区各种卫生信息，包括传染病、自然灾害和其他可能发生的事故等。参考相关法律法规，并根据本地区的实际情况制定紧急措施和抢救预案。预案必须系统地反映不同情况下的指挥程序和内容，包括指挥顺序、准备行动的要求、人员和装备数量、指挥员分工等。各种保障活动必须在上级统一指挥下协调进行。

全面且实用的预案：医院的预案应涵盖重大传染病、中毒事件、自然灾害和重大意外伤害等多种突发公共卫生事件。针对传染病，预案应明确简明的预防、诊断和治疗措施，易于医务人员和非医务人员理解和掌握。此外，医院还应制定

大规模伤员的分类和转送标准，以合理处理伤员的分类和转运。对于自然灾害等情况，预案还应包括抢救伤员、搜救幸存者和控制疾病流行等措施。

（二）加强应急教育培训，提高应急能力

在突发公共卫生事件中，医务人员的应急处置能力和应急思维至关重要。为此，建立完善的在职培训制度对于提高医务人员的应急能力非常重要，并应纳入继续医学教育计划。

应急培训的内容包括以下几个方面：

临床医护人员流行病学方法和思维。培训医务人员掌握流行病学调查方法和思维方式，以便快速判断和控制传染病的蔓延。

突发事件应急能力。培训医务人员在突发事件中的应急处置能力，包括如何组织救治、疏散和转运伤病员，如何与其他应急救援单位协调合作等。

传染病和常见中毒知识。培训医务人员对于不同传染病和中毒事件的识别、防控、治疗等知识，以提高他们在处理此类事件时的应急能力。

自然灾害和意外事故状态下的救治。培训医务人员在自然灾害（如地震、洪水等）和意外事故中的救治技能和策略，包括临时急救、伤病员分类和转运等。

心理素质培训。提供心理支持和压力管理的培训，使医务人员能够在应对紧急情况下保持冷静和应对心理压力。

此外，加强演练也是必要的。通过反复演练，可以确保预案的顺利实施，并提高应急队伍的水平。演练形式可以包括紧急集结拉动、意外事故现场抢救、模拟演习等。同时，医院应加强应急机制的研究。这包括预警研究和监测预警，总结和借鉴国内外已发生的重大公共卫生事件的成功经验，修正和完善各种预案和预警指标。建立快速反应机制，以在应急事件中发挥重要作用。通过培训和演练，医务人员的应急能力和应对综合性突发事件的能力将得到提升，以更好地保障公众的健康和安全。

二、提高应对突发公共卫生事件的能力

为了应对突发公共卫生事件，需要加强医疗卫生人才队伍建设。具体措施包括：

制定完善公共卫生和卫生应急人才发展规划，明确人才培养、引进、使用、管理和激励的政策措施。

建立健全人员准入制度，确保人员的专业素质和能力符合应急需求。

加强人才培训和继续教育，提高医疗卫生人员的应急能力和知识水平。

完善人员待遇保障机制，提高医疗卫生人员的工资待遇、社会保障和福利待遇，增强他们的工作积极性和稳定性。

建立科学的考核评价体系，对医疗卫生人员的应急工作表现进行评估和激励，激发其积极性和创造性。

加强国际交流与合作，吸引和培养具有国际视野和专业技能的医疗卫生人才，提高应对国际突发公共卫生事件的能力。

通过加强人才队伍建设，能够提高医疗卫生人员的专业素质和应急能力，为突发公共卫生事件的应对提供坚实的人力支持。

第三节 医疗机构公共卫生管理与社区卫生服务

社区卫生服务是社区建设的重要组成部分，是在政府领导、社区参与、上级卫生机构指导下以解决社区主要卫生问题、满足基本卫生服务需求为目的的基层卫生服务。社区卫生服务以健康促进为目标理念，是提高人民群众健康水平的重要保障。

发展社区卫生服务是社会发展的客观需要，也是人民群众的主观需求。同时也为面对当下人口老龄化进程加快、医疗费用过快增长、医疗服务的效率下降、补偿机制不合理等问题提供了一个解。

在疫情防控工作中，社区卫生服务工作者坚守在一线，全身心投入，立足基层，把守关口，在服务中抓好防控，在防控中做好服务，为疫情防控工作做出了积极贡献。落实疫情防控措施，适应居民日常诊疗需求，最大限度降低交叉感染风险。守住社区防线，严防疫情输入与扩散，实施网格化管理发挥家庭医生的服务优势，提升疫情防控精度和高效性。

社区卫生服务强调预防为主，防治结合，将预防保健落实到社区、家庭和个人，搞好居民健康服务。社区卫生服务可以将广大居民的多数基本健康问题解决在基层。能够调整城市卫生服务体系结构，提高医疗效率、节省医疗资源、降低医疗成本，满足更多人的医疗需求。

一、社区的概念

社区是指若干社会群体或社会组织聚集在某一地域里所形成的一个生活上相互关联的大集体。社区不完全等同于"行政区域"。两者有联系，也有区别。

社区是个人及其家庭日常生活、社会活动和维护自身健康的重要场所和可用资源，也是影响个人及其家庭健康的重要因素。就预防工作来讲，服务的群体一般都是以周围人群为对象的，有它特定的服务半径和范围。许多疾病的传播和流行常带有地域性，当地环境条件的优劣直接影响人的健康。

从文化上讲，一定区域有着特定的风土人情，直接影响着人的健康行为。所以，以社区为范围开展健康促进和疾病防治就有非常明确的针对性。

从卫生服务来讲，以社区为范围，则便于医患交往，便于家庭、亲属对患者的照顾。对卫生资源消费来说，加强社区卫生也有利于节约和减轻患者的负担。更为重要的是，通过社区服务网络，能有组织地动员群众参与，依靠社区群众自身的力量，改善社区的卫生环境，加强群体健康发展的措施，达到提高社会健康水平的目的。

二、社区公共卫生及其实施的原则

在促进社区全体居民健康的时间中应遵循以下原则：

（一）以健康为中心

人群健康策略的第一要素是关注全体人群的健康。确定社区预防服务以人的健康为中心，要求我们的服务应超越治疗疾病的范围，用更宽广的眼光区关注人群的健康问题。另外，健康不仅是卫生部门的责任，也是全社会的共同责任，所有部门都要把自己的工作和社区居民的健康联系起来，树立"健康为人人，人人为健康"的正确观念，努力维护和增进健康，促进社会的发展。对卫生部门来讲，必须讲工作重点从疾病治疗转移到预防导致疾病的危险因素上来，促进健康和预防疾病，在扮演的角色上也应从提供者转换为参与者。

（二）以人群为对象

强调社区预防服务应以维护社区内的整个人群的健康为准则。如以提高社区人群的健康意识，改变不良健康行为特点的社区健康教育、社区计划免疫、妇幼和老年保健、合理营养等，都是从整个社区人群的利益和健康出发的。

（三）多部门合作

在社会和经济高速发展的今天，许多相互关联的因素如环境污染、不良生活行为习惯、社会文化因素等共同影响着人们的健康。如果要降低社区内孕产妇死亡率，除需要社区内卫生人员做好产前检查，教会孕产妇自我保健知识外，家庭的经济收入、卫生保健制度、夫妻双方的文化程度、卫生设施的远近都与孕产妇死亡都有密切的关系。解决这些问题涉及各个不同的部门，如仅靠卫生部门一家是无能为力的。再者，社区内许多部门如民政、教育、体育、商业等都从事与健康有关的工作。

（四）人人参与

社区健康的重要内涵是支持社区确定他们自己的卫生需求，帮助群众解决自己的健康问题。因此，动员全社区的参与是社区预防服务的关键环节。要群众参与首先要让群众自己明确与他们切身利益密切相关的健康问题，行使自己的权利去改造环境，控制与健康有关的因素以确保健康的生活和促进健康。人人参与不仅是要老百姓开展与自己健康有关的事情，还应让他们参与到确定社区的健康问题、制订社区预防服务计划和评价等决策活动中来。

三、社区公共卫生制度的保障

在应对突发事件中，社区成为和市民联系最密切的组织单元。

从社区内部看，居民作为个体纳入社区灾害防治的主体，自主防灾救灾非常重要，邻里间互助，如疫情期间小社群、熟人网络、志愿者团队在应急自救、信息传递和互助服务等方面发挥重要作用。

从社区外部看，城市政府统一部署及社区间合作都成为社区抵抗突发事件的重要支持，同时，社区在维持自身运转保证居民人身财产安全的同时也为城市整体正常运行提供条件。社会治理韧性的提升需要协同政府、社区、公众这些主体，保证社区整体系统的稳健效率和有序运行。

政府层面推进制度、政策及规划制定，全方位开展社区韧性多方面定性、定量评估，并将评估结果作为社区改造和更新的指导。在此基础上加快编制韧性社区规划建设的针对性文件。

完善应急规划体系，关注全时段规划与管控。韧性的目标阶段涉及抵抗、恢复和创新能力提升，对应于现实情况，城市应急体系规划应涵盖长期指引、近中期行动、具体工程建设的全过程的。

推进公众深度参与社区规划与建设。探讨社区规划体系和政策，完善社区管理制度，合理探讨公众参与深度，鼓励公众投身到社区规划、社区管理等更广泛的工作中。

第十章

医疗机构公共卫生管理的发展趋势与展望

医疗机构公共卫生管理的发展趋势与展望是关于该领域未来的发展方向和重点。随着科技的不断进步、社会需求的变化以及公共卫生事件的频发，医疗机构公共卫生管理将面临一系列新的挑战和机遇。

未来，医疗机构公共卫生管理将更加依赖数字化和智能化的技术手段。例如，电子病历、健康信息系统和卫生大数据分析等技术将在公共卫生管理中扮演重要角色。这些技术可以提高数据的收集、分析和利用效率，加强疾病监测和预警能力，促进信息共享和协同工作。

公共卫生事件的频发使得医疗机构公共卫生管理在应急管理方面面临更高的要求。医疗机构将加强应急预案的制定和演练，提高应急响应能力和协同应对能力。此外，还会加强灾害风险评估和应急资源储备，确保在突发公共卫生事件中能够及时有效地应对。

预防为主是公共卫生工作的重要原则，医疗机构公共卫生管理将更加强调预防和健康促进。医疗机构将加强健康教育和宣传，推动社区居民参与健康管理和行为改变。此外，还将加强慢性病管理、健康检查和筛查等措施，提高预防和早期干预的效果。

医疗机构公共卫生管理将更加注重跨界合作和一体化管理。卫生部门、医疗机构、科研机构、社区组织等将加强合作，共同应对公共卫生挑战。跨界合作和一体化管理可以促进信息共享、资源整合和创新合作，提高公共卫生管理的综合效能。

随着全球化的加速和人员流动的增加，医疗机构公共卫生管理将更加关注全球卫生安全。医疗机构将积极参与国际卫生合作和信息交流，共同应对跨国传染病和全球公共卫生挑战。同时，医疗机构还将加强边境卫生检疫和国际旅行卫生管理，保护国内外人员的健康安全。

第一节　医疗机构公共卫生管理的发展历程和现状

一、发展历程

公共卫生体系是指由各种公共、民营和志愿组织在一定权限范围内提供必要的公共卫生服务的总体。它是一个由多个组织和部门相互配合、相互作用的网络，旨在为整个社区和地区的公众健康和福祉提供服务。中国的公共卫生服务体系已经基本形成，以政府为主导，各级医疗卫生机构、财政、社保、农业、教育、体育、科技、食药监管和媒体等多个部门协作，全社会共同参与。

通过不断加强公共卫生服务体系建设，我国能够更好地应对突发公共卫生事件，保障人民健康，维护社会稳定，促进经济发展。中华人民共和国成立后公共卫生发展历程可简单分为建立期、调整期、发展期、改革期这 4 个时期，时至2021 年，中国公共卫生仍在不断探索发展。

（一）建立期（1949—1978）

1949 年，新中国成立，全国仅有 9 个妇幼保健院与 11 个专科防治所。此时处于百废待兴的时期。

1950 年，原卫生部提出了"预防为主"的卫生工作方针，并在部分高等医学院校中开办了公共卫生专业。

1952 年，全国范围开展爱国卫生运动。

1953 年，我国在全国范围内建立了卫生防疫站。开展地方病与寄生虫、急慢性传染病防治工作。

1954 年，卫生部召开了第十届全国高等医学教育会议，确定预防医学专业学制为 5 年，从 1955 年起执行。

1965 年，县乡村三级医疗体系、农村合作医疗制度、赤脚医生为当时卫生保健三大法宝。

在这个时期，我们参考苏联建立了以五大卫生为主的公共卫生体系，即食品卫生、劳动职业卫生、环境卫生、学校卫生、放射卫生。

（二）调整期（1978—2001）

1983 年卫生部将卫生研究所、环境卫生监测站等 7 个单位划出建立预防医学中心。

1985 年，提出扩大医疗机构卫生机构自主权，提高医疗机构效率和效益。

1992 年，公共卫生机构进入"市场化"。此时公共卫生由财政全额拨款演变为企业化管理模式，开始以创收为目标，公共卫生福利性降低。在市场经济大潮下，全国公共卫生工作开展出现短板，公共卫生发展为被动服务模式。

（三）发展期（2001—2009）

2002 年，中国国家疾控中心成立，并将原来来卫生防疫站的卫生监督职能剥离设置卫生监督所，在原来五大卫生基础上新增了慢病调查、妇幼保健等只能，并初步形成四级疾病预防控制体系。

2003 年，SARS 爆发，公共卫生资金投入与建设得到加强，四级体系得到完善。

（四）改革期（2009—2021）

2009 年，疾控中心因为与医院收入差距巨大，大量五年制预防医学人才离开疾控中心。

2009 年，执业医师法进行了修订，将预防医学注册方向固定为公共卫生方向。

2009 年新医改强调公共卫生服务可及性建设，逐步取消疾病预防控制中心营利性项目，并使其逐步转向公益性服务，同时预防医学生毕业后转行的比例继续扩大。

2019 年底新冠疫情暴发，公共卫生走进人们视野，各级疾控中心人员进行扩充。

2021 年国家疾控局成立，各个省份相继出来疾控改革方案。

在社会经济整体发展的背景下，我国高度关注和重视公共卫生管理体系的建设和完善。在社会经济体制改革后，我国进行了公共卫生管理模式的革新和突破，并致力于优化和完善整体的公共卫生管理体系，使其朝着科学化和规范化的方向发展。随着社会经济水平的显著提升，我国面临着日益严峻的公共卫生需求。因此，国家提出了具体的政策制度要求，推动公共卫生管理模式的改革和创新，并在资源分配中给予相应的倾斜。相比过去，我国的社会公共卫生管理水平有了明显的提高，公共卫生与公众之间的联系越来越紧密。这意味着在公共卫生领域，我们能够更好地应对社会需求，并通过科学有效的管理体系来保障公众的健康和福祉。

二、面临的问题和挑战

（一）公共卫生体系发展滞后，缺乏顶层设计

我国的公共卫生服务体系建设相对滞后于经济和其他社会事业的发展，与人民日益增长的健康需求不相适应，存在一些突出的问题和矛盾。首先，尽管一些传统传染性疾病和公共卫生问题得到了一定程度的控制，但仍然存在一些尚未有效控制的问题，并且不断出现新的传染病和慢性病等公共卫生问题。此外，突发公共卫生事件的应急能力也存在不足。因此，预防和控制传染病仍然是我国公共卫生工作的重要任务，特别是对于新发传染病的识别、控制以及应对突发公共卫生事件。

其次，随着工业化、城镇化和老龄化进程的加快，慢性病在我国呈现出迅速增长的趋势，成为威胁居民健康的主要原因。然而，目前建立起来的传统疾病预防控制体系主要侧重于传染病的防控，与慢性病防控存在较大差距。在人员技术储备、社会动员、信息收集、分析和发布、机构间协调管理以及资源调配等方面，需要进行调整和转型，以更好地应对慢性病等健康问题。

此外，在我国公共卫生建设发展方面缺乏城市公共卫生的总体规划和顶层设计，各部门对"健康融入所有政策"的理解存在差异，存在各自为战的现象。各级政府对公共卫生资源统筹、体系建设和条件保障的重视程度不一，效果也存在差异。医防体系长期割裂，医疗机构承担公共卫生职能定位不明确，公共卫生机

构与医疗机构之间缺乏协作机制和有效的信息共享，各级医疗卫生机构合作不够，难以有效应对慢性病等健康问题。此外，基层医疗卫生机构的基础设施薄弱，服务能力低下，与国际标准相比在应急队伍、装备储备、培训演练、宣教科研、监测预警、应急处置、善后评估等方面存在差距和不足。

（二）治轻防的思想观念阻碍公共卫生体系建设

我国医疗系统和公共卫生系统之间存在的一些协调和配合方面的先天缺陷。这些问题主要源于政府卫生主管部门职能设置以及医学教育中存在的一些问题。一方面，临床医生通常只关注个体疾病的诊疗，忽视了人群疾病流行模式的变化。虽然公共卫生领域注重健康教育和危险因素控制，但在疾病早发现、早治疗方面未能充分发挥临床医学的作用。这种临床医学与公共卫生的割裂严重影响了我国的疾病控制工作。为了解决这个问题，需要加强医学教育中的跨学科教育和培养，培养具备综合素质和跨领域合作能力的医学人才，使其能够更好地理解和应对人群健康问题。

另一方面，在医学教育中，临床医学和预防医学的教育往往没有交叉。这导致实际工作中存在"防治"分离的现象，临床医学和公共卫生在实践中渐行渐远。这种渐行渐远不仅不能互补发挥彼此的作用，反而加大了鸿沟和裂痕，导致居民健康得不到充分保障。为了解决这个问题，需要在医学教育中加强预防医学的教育内容和培养，培养具备综合医学知识和公共卫生意识的医学专业人才，使其能够在临床实践中更好地发挥预防和控制疾病的作用。

此外，政府卫生主管部门在职能设置和工作机制上也需要进一步优化和完善，加强医疗系统和公共卫生系统之间的协调与合作。需要建立起有效的信息共享机制和协作机制，促进临床医学和公共卫生的密切合作，共同应对健康挑战。同时，也需要加强政策制定和资源配置，确保医疗系统和公共卫生系统能够更好地配合和支持，实现整体的健康管理和服务。

（三）财政投入总量、结构及方式不适应公共卫生体系发展需要

尽管各级政府对公共卫生的投入力度在不断增加，但在财政投入方面存在一些明显的问题，包括资金不足和结构不合理等方面。

首先，医疗卫生支出在地方财政总支出中的比例相对较低。这意味着在整体财政预算中，医疗卫生领域得到的资金相对有限，这对公共卫生的充分发展和投入造成了制约。

其次，在已经有限的医疗卫生投入中，公共卫生的占比更低。公共卫生是预防疾病、促进健康的重要领域，但在财政分配中得到的资源相对较少，这可能导致公共卫生工作的效果不尽如人意。

第三，公共卫生在体系建设的软硬件层面的投入相对较低。除了财政资金的投入外，公共卫生体系建设还需要相应的软件和硬件支持，例如信息系统、监测设备、人员培训等。然而，这方面的投入相对不足，可能限制了公共卫生体系的发展和运行能力。

第四，公共卫生经费的投入方式相对单一。除了财政投入外，其他形式的重大专项投入、社会捐助等渠道较少被充分利用。多样化的资金来源可以提供更多的资金支持和保障，但目前还存在较大的改进空间。

最后，各地区之间的公共卫生投入存在不均衡现象。由于地区经济发展水平和财政实力的差异，一些地区的公共卫生投入可能相对较低，这可能导致公共卫生服务的质量和覆盖范围存在差异。

（四）公共卫生人才队伍不稳定，发展乏力

目前，我国公共卫生系统在人才队伍的梯队建设、专业能力配置和管理方面存在一些问题，缺乏系统规划，无法满足发展需求。

首先，人才队伍的梯队建设方面存在不足。公共卫生领域需要具备各个层级的专业人才，包括高级专家、中级管理人员和基层工作人员等。然而，目前梯队建设的规划和培养还不够系统化和有针对性，导致不同层级之间的人才缺口和失衡。

其次，专业能力配置方面存在问题。公共卫生工作需要涉及多个专业领域，如疾病预防控制、流行病学调查、健康教育等。然而，目前的人才配置存在一定的片面性，有些领域的专业人才相对匮乏，而有些领域的专业人才过剩，导致专业能力的合理配置受到影响。

（五）公共卫生信息化整体滞后，投入及人才缺口较大

在改革后，公共卫生机构人员的收入普遍下降，这导致了人员的流失现象，特别是在基层公共卫生领域。基层公共卫生人员承担着较大的工作量和压力，但他们的职业获得感和物质激励与之不匹配，这进一步影响了基层公共卫生队伍的稳定性。

首先，人员流失会导致公共卫生机构的人才断层和人员配备不足，影响到基层公共卫生服务的质量和覆盖范围。其次，在人员流失的情况下，留下的工作人员承担更多的工作量和压力，可能导致工作负荷过大，影响到工作效率和工作质量。此外，人员流失还可能导致公共卫生机构内部的人际关系紧张和团队凝聚力下降，进一步影响工作氛围和团队合作。

为了解决这个问题，需要采取一系列措施来改善公共卫生人员的待遇和工作环境，提高他们的职业获得感和物质激励。首先，可以适当增加基层公共卫生人员的薪酬待遇，使其与工作量和压力相匹配。同时，可以加强对基层公共卫生人员的培训和职业发展支持，提供更多的晋升机会和发展空间，增加他们的职业发展前景和激励。此外，还可以改善基层公共卫生机构的工作环境和设施条件，提供更好的工作条件和福利待遇，提高公共卫生人员的工作满意度和稳定性。

要加强对基层公共卫生工作的宣传和认可，提升公众对公共卫生人员工作的理解和支持，营造良好的社会氛围和舆论环境。这有助于增强公共卫生人员的社会地位和职业荣誉感，提高他们的工作动力和归属感，从而促进基层公共卫生队伍的稳定和发展。

（六）法制建设不完善，行政赋权缺失

目前，我国的信息系统主要是专注于特定领域和范围的建设，因此相对封闭，无法实现互联互通和信息共享的综合性信息平台，也无法满足全生命周期健康管理服务的需求。此外，在信息化建设方面，公共资金投入不足，同时也面临人才匮乏的挑战。

首先，现有的信息系统多为单个领域或机构所专用，缺乏统一的信息平台。这导致不同领域或机构之间的信息交流和共享困难，无法实现有效的协同工作和

资源整合。此外，这些系统往往无法满足全生命周期健康管理的需求，无法提供全面的健康信息和个性化的服务。

其次，信息化建设的公共资金投入不足。信息化建设需要大量的资金投入，包括系统采购、设备更新、网络建设等方面的支出。然而，目前的公共资金投入不足，难以满足信息化建设的需求，这限制了信息系统的发展和应用。

此外，缺乏具备医学、公共卫生和信息学等多重背景的复合型卫生信息化人才。卫生信息化需要专业知识的综合运用，但此类复合型人才在目前相对缺乏，造成了人才供给不足的问题。同时，人才引进政策也相对不够有力，未能吸引和培养更多的卫生信息化专业人才。

三、有关策略建议

（一）建立完善新时代公共卫生体系建设

在新时代，我国政府应当明确公共卫生服务体系的框架、定位、服务目标、管理机制、组织机制和内部运行机制等方面。这需要健全专业公共卫生机构、综合医院和专科医院、基层医疗卫生机构的疾病预防控制机制，推进疾病预防和治疗的结合，并将疾控体系建设作为深化医改的重点任务之一。根据党的二十大报告精神，我们要坚持新时期卫生与健康工作方针，将公共卫生体系的建设目标纳入各级政府年度政府工作目标管理。同时，需要整合社会资源，充分发挥医疗卫生机构现有资源规模效应，建立功能互补、协作密切、责权清晰的新时代公共卫生体系，使其与社会主义现代化国家社会经济发展水平相适应，为人民群众提供全方位、全周期、优质高效的公共卫生服务。

在构建公共卫生体系方面，我们可以借鉴一些发达国家如美国、英国等的经验。在顶层设计方面，这些国家的公共卫生体系建设以人的健康权益为核心，并将健康融入所有政策。通过立法，明确了相关部门或机构在公共卫生方面的职能，以保障和促进人民的健康权利。政府根据法律和行政法规行使职能，制定了公共卫生体系所需提供的基本服务内容，并根据本国公共卫生的具体问题和需求提供差异化的公共卫生服务。

在公共卫生体系的管理方面，这些国家逐步建立了跨部门和跨区域的管理体制和协调机制。明确了政府作为主要保障责任的公共财政职责，并建立了多渠道和可持续的筹资机制。这些国家还发展了分工明确的公共卫生人才队伍，并通过政府专项支持、顶层规划和统一标准，构建了整合协同、互联互通的公共卫生信息系统。

（二）构建医防结合的卫生服务体系

政府在构建公共卫生服务体系中应发挥主导作用，充分意识到医防结合的重要性。从顶层设计的角度，需要明确中央和地方政府在公共卫生管理和筹资方面的职责，并制定长期投入机制，将公共卫生服务与医保相结合，使医保不再仅仅购买医疗服务，而是购买预防、康复等综合型医疗服务的发展。

为优化财政投入模式，建立多渠道筹资机制，在公共卫生筹资方面，应充分发挥政府的职责，利用公共财政来支持公共卫生工作。可以通过调整卫生投入结构的方式，增加公共卫生投入占卫生事业经费的比例，这有助于转变政府的职能，即从单纯管理医院和服务提供者转变为管理居民的卫生服务需求和居民健康。这种思路实际上是许多国家在 20 世纪七八十年代就已经采纳，并将其作为分配卫生投入的重要依据。此外，政府还可以鼓励社会捐赠或提供资助，探索建立多渠道的投资机制。

（三）加强公共卫生体系人才队伍建设

为了实现真正的防治结合、预防为主的卫生工作方针，我们应当优化卫生人力结构，建立公共卫生与临床医学复合型人才培养机制，以防止公共卫生工作与临床治疗相脱离的情况。在二级以上医疗机构设立公共卫生科室和公共卫生医师岗位，确保公共卫生工作得到重视和支持。同时，在基层医疗卫生机构配备公共卫生执业（助理）医师，并明确落实疾控任务，以建立起分工明确、信息共享、互联互通的工作机制。优化公共卫生服务人员的激励机制，健全相应的薪酬制度，使其工作价值得到体现，从而充分调动人员的积极性，提高工作效率。此外，应完善绩效考核制度，对公共卫生服务人员进行绩效评估，促进其专业成长和提升。

吸引高端人才和学科带头人参与公共卫生工作，通过政策倾斜，在待遇、科研经费、职称晋升等方面给予他们相应的支持和激励。同时，建立人才培养和人才流动机制，促进优秀人才在公共卫生领域的培养和流动，进一步提高公共卫生人才队伍的整体素质。

（四）完善公共卫生信息化建设

公共卫生信息化是国家信息化发展的重要组成部分，也是实施医改任务的紧迫需求。信息化在解决公共卫生服务需求与供给矛盾、提升基本公共卫生服务能力、提高管理水平、提升卫生服务质量和效率方面发挥着关键作用。

公共卫生信息化是贯彻国家信息化发展战略的重要内容之一，也是医改任务的紧迫要求。随着社会的发展，信息化已经成为解决公共卫生服务需求与供给矛盾、提升基本公共卫生服务能力、提高科学管理水平、提高卫生服务质量和效率的有力工具。在推进公共卫生信息化的过程中，应坚持政府主导、全面统筹的原则，以健康档案为核心，实现区域卫生系统的互联互通和共享。同时，还应建立和完善慢病监测系统、健康危害因素监测系统、生命登记监测系统、三级卫生信息平台等，加强信息安全体系建设。此外，还应积极推进公共卫生大数据的应用，提升信息分析和利用能力，以人为本构建智慧型公共卫生体系，促进全民健康保障的公共卫生服务。

（五）完善公共卫生法律体系

法律法规的完善对于公共卫生工作具有重要保障作用。尽管我国已经有了众多与卫生相关的法律法规，但我们一直缺乏一部全面规范卫生领域的基础性法律，即中华人民共和国卫生法。直到 2017 年 12 月 22 日，《基本医疗卫生与健康促进法草案》提交全国人大审议，这是卫生与健康领域的第一部基础性、综合性法律。该草案的公布标志着医疗卫生法治建设取得了重大突破，我国终于拥有了一部医疗卫生基本法，从根本上改变了医疗领域法治不健全的状况，为人民的健康提供了法律保障，为实施二十大提出的健康中国战略奠定了法治基础。此举为建立科学、完备的卫生法治体系奠定了坚实的基础。

第二节 医疗机构公共卫生管理的发展趋势

一、医疗机构公共卫生发展现存问题

(一)媒体播途径问题

我国公共卫生问题的管理发展在现阶段起步相对较晚。直到 2003 年非典事件之后,媒体和公众逐渐开始对公共卫生危机给予关注。然而,近年来对媒体对突发公共卫生事件的报道进行分析可以发现,相关媒体在报道突发公共卫生事件时缺乏科学素养,导致报道过程中对事件的描述不够客观准确。

(二)缺乏信息良性互动机制

因我国现阶段面对突发公共卫生事件缺乏经验,因此政府或相关管理部门的信息良性互动机制尚未建设完善,且在咨询高速发展的趋势下,因咨询不对等造成的信息错位严重,因此很容易引发多种类型的不良现象。

(三)突发性公共卫生事件演练不足

我国现阶段突发公共卫生事件的模拟演练问题主要包括观念落后、被动防御方针与演习规模小等问题,很少形成跨地区的演习效果,但近年来,其现状所有改观。

(四)缺乏基层公共卫生人才

我国现代医疗体系发展较晚,医疗人才较为稀少;首先因为人数数量稀少,其次是因为我国医疗资源较为集中,农村相较于城镇地区医疗条件较为简略,往往无法应付较为严重的突发性公共卫生事件,且相关从业人员存在学历偏低、经验不足等问题。

(五)缺失良好的信息互动机制

这一问题主要体现在以下三个方面:一是部分政府和机关在突发事件发生时

选择隐瞒真实信息，而不是公开向公众通报，导致公众对真相了解不足，无法正确应对和自救。二是在缺乏具体信息和相关制度的情况下，公众对于如何自救和配合缺乏清晰的认识，缺乏必要的指导和知识，无法有效参与卫生事件的应对。三是政府部门之间存在协调不畅和信息共享不足等问题，导致应对措施的执行缺乏协调性和高效性。

（六）缺乏公共卫生事件的模拟演练

公共卫生部门在主动防控突发事件方面的意识不足，对于模拟演练的重要性认识不够，导致安排的演练次数较少。此外，模拟演练规模较小，缺乏紧迫感，很少进行跨省、跨区域的演练。

（七）政府部门繁杂、权限管理分界不清

政府部门在卫生管理方面存在复杂的组织结构和权限管理不清晰的问题。

卫生部门涉及的管理部门众多，各部门之间的职责划分不明确，导致卫生管理的权责不清、管理分散、效率低下等一系列问题。

（八）基层公共卫生工作人才的缺乏

尽管卫生部门的工作人员数量不少，但接受正规医疗教育培训的人数相对较少，尤其是在农村地区更为普遍。此外，我国城乡发展不均衡，导致基层卫生体系的人才发展不平衡，大量的人才聚集在城市，而基层卫生人才短缺。

二、医疗机构公共卫生发展趋势

随着国民经济水平的不断提高，民众对医疗健康的要求也越来越高。医疗卫生改革遭遇"瓶颈"，这个"瓶颈"是医疗卫生体制僵化与民众健康要求多样化的激烈冲突，卫生事业的全面改革已经刻不容缓。未来医疗机构公共卫生的发展将形成五大趋势。

（一）医院股份制改造与社区卫生机构建设并重。保障国民身体健康一靠机制、二靠财力，而目前的情况是，机制不灵活、财力不充分，主要表现在：

医院建设靠患者。全国医院的门诊大楼、住院大楼九成以上均靠银行贷款来建设，还贷责任全部由患者买单，患者出钱让公立医院职工成了医院"准股东"，公立医院职工成了医院不断扩大规模的唯一受益者，而患者的负担在逐年增长，医院还美其名"非盈利"。

"公益医院"由患者来养，其实医院早就并非公益，全国公立医院职工工资奖金九成以上靠医院盈利支付，而非财政拨款，其性质与西方私家医院并无本质区别，患者多年来一直承受着"高医疗费"的事实，而公立医院职工多年来却一直在呐喊"贫穷""受压迫"，这一矛盾至今无法化解。

目前我国的基本医疗保险制度核心是"取之于民，用之于民，收支平衡"。医疗费的实际支付财政拨款部分并不多，其实质与商业医疗保险无太大区别，长此以往，老百姓的医疗保险费支付金额会越来越高，最后可能会是连"强迫购买"都不愿意了。建立一个由税收作为基本医疗主要支付来源的体系，符合社会主义特色的卫生制度。

加强社区卫生机构建设，直接由财政投入服务体系，是降低老百姓医疗服务成本的有效办法。

将七成以上现有公有制医院改制，认购公立医院股权的资金用来补充医保基金，股份制医院作为赢利性医院的专项税收投入医保基金，这是持之有效的办法，公立医院的股份制改造势在必行。

（二）医疗机构的竞争和医师之间的竞争更加明显

没有压力、没有竞争，无法提供优质的医疗服务，而目前的情况是，优质资源效果不优，用三甲医院的资源去满足基本医疗服务本身就是"高消费"和"极度浪费"，这和当前国力极不相符。

未来的医疗行业，更多的医疗机构不是靠"人民医院"这块招牌吃饭，而是靠技术和服务来保证竞争优势，每一个竞争者要保持优势，都需要一个推广平台，医学百事通的出现恰好迎合了这一需求。

目前医师的劳动报酬有两种表现：一是干好干坏一个样，二是靠吃回扣，收红包体现价值。其实就医师而言，他们都不愿如此。今后更多股份制医院的出现，医师真正实现多点执业，医师们就有了更多的执业选择空间。一个医师要想体现自身价值，可以通过两个方面去实现：一是成为知名医师，实行价格开放，二是多看病人，为更多患者服务。医师们想迅速做到这一点，必须借助一个老百姓愿意接受的快速推广平台，自吹自擂的宣传显然不是最好办法。

（三）医疗人力资源的相对过剩

过去几年医疗行业的快速发展，医疗机构对人力资源的需求经历了一个快速增长期，然后将进入一个缓慢期，与此同时医学院校的毕业生却在不断增长，新毕业医学生除了考研和选择去社区卫生机构外，似乎很少有其他选择（医药代表由于政策的打击也显过剩）。不过医院外的服务和医疗健康咨询将会逐渐兴起，医学咨询是这一行业必将成为医学生就业的热门选择。

（四）由于当前医疗卫生保健行业诚信度低，医疗健康咨询产业将越来越受民众喜爱，这一行业可能会出现爆发性增长的局面

民众对医疗、卫生、保健行业的诚信越来越质疑，老百姓想了解这些行业的信息渠道不多，目前主要有三个方面。一是书籍：购买和查阅费时，而且难以看懂；二是网络服务：受到时间、地点、人群影响，服务效率低率、真实性也鱼龙混杂；三是报纸杂志：对个人针对性不强，时效性差。

民众越发需要在医疗、卫生（公共卫生、食品卫生）、保健方面得到快捷、公正（有公信力）、高质的信息咨询，但目前这种需求还无法得到满意的保障，也没有一个平台能提供高效、高质、公正的医疗信息咨询服务，医学百事通的出现会使这一局面得到改变。

由于家庭的小型化，交友范围进一步缩小，民众很难结交懂医的人士或者从父母亲友那里获传统的卫生知识，所以年轻一代对医疗、保健、卫生咨询平台的渴求越来越强烈。

未来医疗健康咨询业特点：由于民众健康意识的增加，不仅仅是针对求医，在食品安全、个体保健、公共卫生方面的需求也显得越来越强，这就意味着民众健康咨询的范围将更广泛、内容更普通。

（五）医疗、健康咨询行业将成为未来医疗卫生领域发展最快的产业

为了推动这一产业的发展，我们首先应积极推动医学咨询师认证，通过政府

相关部门对医学咨询师的认证制度，来推进医学咨询师行业的确立。有了医学咨询师职业的产生，才会推动行业的发展；有了行业的发展，才会真正形成一个产业。在未来的某个时候，国家卫生行政部门为了实施管办分离，把医疗纠纷调解和医疗事故鉴定的相关事物委托第三方来实施，医疗健康咨询业很有可能获得医疗纠纷调解处理权、医疗事故鉴定的组织权。医疗咨询行业得到政府认可的前提下，医疗咨询产业（我们俗称为医疗界第三产业）必将迎来蓬勃发展的大好时机，每个中国人拥有健康顾问（私人医学顾问）的时代来临了。

第三节　医疗机构公共卫生管理的展望和未来挑战

　　新冠疫情的爆发暴露了公共卫生管理体制中的一些问题，因此改革已成为必要之举。未来的制度重构应当关注构建一个能够同时满足大规模慢性病患者需求和应对突发急症的公共卫生体系。

　　随着医药技术的创新，传统的传染病在疫苗普及的情况下逐渐减弱，无法再造成巨大的破坏。然而，由饮食结构改变引发的慢性病成为疾病控制和医疗开支的主要挑战。因此，公共卫生管理的重点正从传统的急性传染病应对转向有效控制慢性病患者的过程。然而，新的突发性疫情提醒我们，公共卫生管理需要重新评估对于突发新型传染病的应对能力，构建一个能够同时应对急性和慢性疾病的健康管理体系成为当务之急。

　　从疫情的发展来看，一个完整的服务链需要包括前端的健康教育和预防、筛查、协调和衔接、治疗和治愈后的追踪等环节，缺一不可。尽管在过去几十年中，建立了一个相对完善的多级防控体系，但基层和中间层的实际服务能力并不强，尤其是医生的技术能力在各级之间的均衡发展方面仍有欠缺。此外，由于基层医疗机构只提供问诊服务，整体服务能力相对较弱，在以产品和手术为导向的医疗市场中很难获得高收益，进一步削弱了高水平医生参与基层医疗的积极性。这导致多级医疗体系更多地成为一种形式，无法吸引患者就诊，甚至无法有效应对急重症疾病。另一方面，长期以来医疗体系过于注重治疗而轻视前后端的服务，导致中国医疗服务链条本身存在断裂。一旦发生应急事件，多级防控体系事实上无法发挥作用。

一、医疗服务链条的割裂

医疗服务链条的割裂是指医疗服务的各个环节之间缺乏有效的衔接和协同合作，导致患者无法获得连贯、协调的医疗服务。这种割裂的现象可能由多种因素导致，其中包括医院之间的竞争、医生之间的竞争、医生执业自由度的限制以及医疗管理体制的不完善等。

医疗服务链条的割裂往往导致医疗资源的浪费和效率的降低。例如，患者在不同的医院就诊时，可能需要重复进行相同的检查和测试，造成资源的重复使用，同时也增加了患者的负担。此外，医疗服务链条的割裂还可能导致患者在不同环节之间信息流通不畅，造成治疗方案的不协调和延误，影响治疗效果。

解决医疗服务链条割裂的问题需要综合考虑多个方面。首先，需要加强医疗管理体制的改革，建立健全的医疗服务协调机制，促进医院之间和医生之间的合作与沟通。这可以通过建立信息共享平台、推广电子病历和健康档案等方式来实现。其次，应当加强医生的综合培养，提高其在不同领域的专业能力，使其能够为患者提供全面的医疗服务。此外，还需要改革医疗支付制度，引导医疗服务向以患者为中心的模式转变，推动医疗服务的整体性和连续性。

总之，解决医疗服务链条割裂的问题需要综合考虑改革医疗管理体制、提升医生综合能力、改革医疗支付制度等多个方面。只有在各个环节协同合作的基础上，才能实现医疗服务的连贯性和高效性，为患者提供更好的医疗保健服务。

二、我国公共卫生的发展趋势

（一）彻底转变政府职能

我国公共卫生的发展趋势之一是彻底转变政府职能。传统上，政府在公共卫生领域扮演着重要角色，主要负责卫生规划、监管和资源分配等职能。然而，随着社会变革和卫生需求的多样化，政府在公共卫生中的角色也需要适应变化。

未来，政府的职能将更加注重卫生政策的制定、监督和评估，以及卫生资源的整合和分配。政府将加强对公共卫生的监管和监测，确保卫生服务的质量和安全。同时，政府还将加强与其他部门的合作，推动跨部门协同治理，提高公共卫生的综合效能。

除了政府的监管和协调作用，公共卫生还将更多地依赖社会力量的参与。社会组织、非营利机构和企业等将在公共卫生中扮演更重要的角色，负责开展健康教育、疾病预防和健康促进等工作。政府将积极引导和支持社会力量的参与，形成政府、社会和个人共同参与的公共卫生治理格局。

（二）逐步建立完善的突发公共卫生应急机制

目前，我国已经初步建立了自下而上的信息管理系统，但仍存在一些挑战。其中之一是缺乏可靠的基础数据和懂技术、懂网络运作的专业技术人员，这可能导致公共卫生报告中出现错误。因此，我国需要进一步完善公共卫生系统的预警和监测机制，并对现有的卫生系统资源进行整合，以建立全国范围内的疾病监控系统。

为了完善预警和监测机制，政府可以加强对公共卫生数据的收集、整理和分析，确保数据的准确性和及时性。此外，培养更多懂技术和懂网络运作的专业技术人员，提高信息管理和技术应用的能力，有助于提高公共卫生系统的运作效率和数据质量。

同时，对于现有的卫生系统资源，政府可以进行整合，确保资源的合理配置和充分利用。建立全国范围内的疾病监控系统可以实现信息的共享和协同，提高对疾病暴发和流行趋势的监测和预警能力，有助于及时采取措施应对突发公共卫生事件。

（三）转变"重治轻防"的思想误区

在卫生领域更注重治疗而相对忽视预防的观念。这种观念的存在导致了大量医疗卫生资源的浪费，并引发城乡公共卫生设施建设不平衡的问题。然而，现代公共卫生更强调预防为主的理念，而"重治轻防"观念已经不能适应这种需求。

作为人口大国，我国通过强调预防为主可以有效控制疾病的传播，大大减少医疗卫生资源的浪费。大力开展预防保健工作有助于实现卫生服务的公平性。政府在公共卫生中扮演着重要角色，只有政府高度重视公共卫生事业的发展，才能将更多资源投入到公共卫生领域。

在制定卫生政策时，也应注重体现"公共"特点，重视基本医疗和疾病预防工作。这意味着要加强公共卫生基础设施建设，提高全民健康素养，推动健康教育和宣传，加强疾病监测和预警机制等。通过这些措施，可以实现公共卫生的预防导向，并确保公共卫生服务的普及和可及性。

（四）加快公共卫生机制的改革

目前，我国的公共卫生管理体制存在一些问题，需要进行改革。改革的方向是要打破卫生机构之间的条块分割，实行全行业统一管理。公共卫生体制改革的推行不仅需要优化卫生监督体系和疾病预防控制体系，还要解决各级疾病预防控制部门和卫生行政部门之间的职能划分问题，并增强对卫生系统的宏观调控和技术指导等能力。

改革的目标是优化卫生管理体制，促进各部门之间的合作与协调，提高卫生服务的质量和效率。同时，政府还应加强对卫生系统的监督和评估，确保资源的合理配置和使用，并推动卫生技术的创新和应用。

（五）注重全民健康素养的提升

未来，公共卫生的发展趋势还将注重全民健康素养的提升。随着健康知识的普及和医疗技术的进步，个人对健康的认知和健康行为的重要性日益凸显。因此，提高全民健康素养成为公共卫生的重要任务。

全民健康素养包括健康知识、健康意识、健康行为等方面。公共卫生将积极开展健康教育活动，提高公众对疾病预防、健康生活方式和医疗资源的正确认知。同时，公共卫生将鼓励个人积极参与健康管理，培养健康的生活习惯和行为，提高自身健康素养。

三、预防医学新途径建议

20 世纪以来人类文明取得了巨大的进步，但是，也带来了比较严重的负面影响，比如：生态环境破坏、全球变暖、新的病毒不断出现等等。单以全球变暖为例，全球变暖对人体造成的最直接的影响是极端高温产生的热效应，这种热效应在未来会变得十分频繁，由于高温热浪强度的增加和持续时间的增长，会导致以心脏、呼吸系统为主的疾病的死亡人数的增加。在这样的情况下，我们就必须要重视预防医学的发展。

首先，要坚持以健康为中心。这已经成为公共卫生发展一大极其重要的特征，健康已经成为生命物化的标志，作为唯一一种能和亲人以及社会共同进行分享和积累的最为宝贵的资源和财富、一种个人拥有的资源，健康一直是人们共同追求的目标和理想。就单独的一个社会来说，健康已经成为社会发展过程中最为重要的标志，并且是人类进行精神文明建设的体现以及物质文明建设的保证。健康是一种最为基本的人权，应当达到尽可能的健康水平。健康已经成为世界范围之内一项极其重要的社会性目标，同时也是一种资源，是劳动力再生产以及社会经济发展的重要基础。对健康的投资有利于将劳动力工作时间进行延长，能够将劳动者因为病而缺课缺勤情况减少，从而为社会提供更多合格的劳动力，最终增加了国民收入。所以，在进行经济活动过程中，我们需要对健康进行投资，以便发展和恢复人们最普遍、最基本的劳动生产能力以及社会活动能力。健康投资作为一项重要的、回报丰厚的生产性投资，就像发展本身推动了卫生工作一样，卫生工作也推动了经济和社会的不断发展，卫生工作和发展这两者必须是相辅相成的。

其次，强调综合性服务。在卫生服务中，我们要始终强调综合性服务，不管是对群体还是个人，所提供的健康服务都必须是综合性的，并且保健和预防必须要在服务过程的各个环节中得到充分的体现。要坚持防治结合、预防为主的三级预防原则。

公共健康管理的制度变革是体系化的，需要一个较长的时间。但构建一个从筛查到治疗的服务链条将会更快实现，也有助于对急慢性疾病的全方位控制。随着我国社会和经济的发展，公共卫生服务的职能正在发生深刻变化。一个健全的公共卫生服务体系应该由政府领导，各部门相互协作，包括政府组织、非政府组织、社会团体、私营机构等多方共同参与和合作。这种多元参与的合作模式是我国现代公共卫生事业发展的趋势。

只有将公共卫生体系视为一个整体，进行统一建设和管理，才能确保该体系的各项职能得以实现。这意味着各部门需要协调合作，共同制定政策、规划和标准，共享资源和信息，以提供全面、协调和高效的公共卫生服务。政府在其中扮演着领导和协调的角色，促进各方合作，确保公共卫生体系的发展和运行。

公共卫生服务体系的建设还需要注重政策和法规的制定，加强监督和评估，推动卫生人才培养和科研创新，提高公众健康素养和意识，以及加强国际合作和交流。通过这些努力，可以建立一个强大的公共卫生服务体系，提供全民健康服务，保障人民的健康权益。

随着社会和经济的发展，公共卫生服务的职能正在发生变化。一个健全的公共卫生服务体系应由政府领导，各部门协作，多方共同参与和合作。只有将公共卫生体系视为一个整体，进行统一建设和管理，才能确保其职能的实现。政府在其中发挥领导和协调的作用，促进各方合作，推动公共卫生事业的发展。